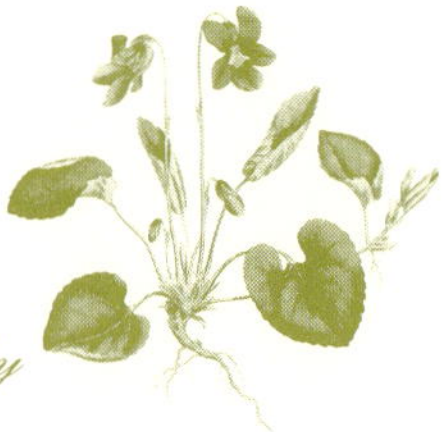

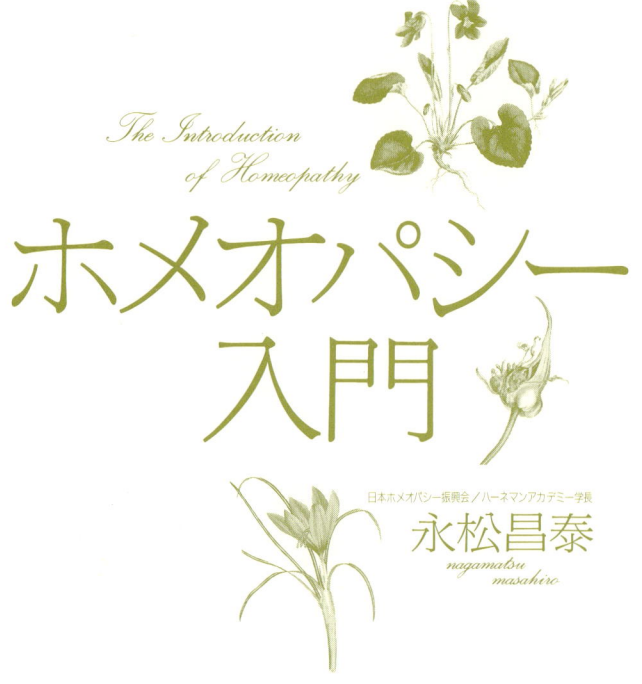

The Introduction of Homeopathy

ホメオパシー入門

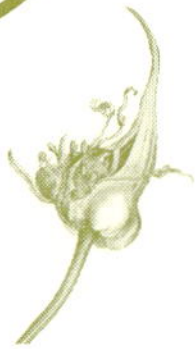

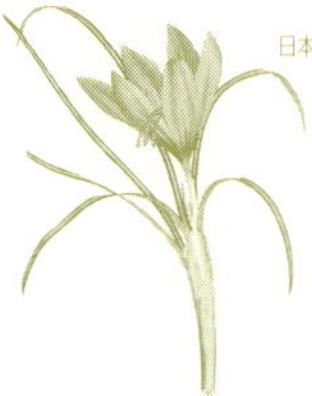

日本ホメオパシー振興会／ハーネマンアカデミー学長
永松昌泰
nagamatsu masahiro

春秋社

ホメオパシー入門　目次

《はじめに　ホメオパシーとの出会い》

まず、私は医師ではありません。昔から人間が好きで、哲学、歴史、文学が大好きで、芸術や武道、スポーツを愛好していました。また高校時代まで大の苦手だった数学や物理学が極めて人間的であることを大学時代に見いだし、なにごとも極めれば同じところに逢着《ほうちゃく》すると感じていました。ただ、あらゆるものが一つに逢着する「場所」とは、何らか具体的なものではありえないとも思っておりました。しかしホメオパシーに出会った時、私がそれまでやっていたあらゆることが、すべて両手両足を伸ばしてそのままホメオパシーに活きてくることを感じただけでなく、ふと気がつくと、その「すべてが逢着するところ」に、いつの間にかホメオパシーが静かに鎮座していたのです。

ところで、医師は英語で physician と言います。語源の physis はラテン語で「自然、自然の変化、自然の生長」、つまり「自然の道理」という意味です。この physis から派生した職業は二つあります。一つは、physicist「物理学者」、すなわち「物質的自然の道理を知る者」です。

そして、「もう一つが、physician「医師」で、「人間の自然、変化・生長、その道理をわきまえる者」です。あらゆる病は人間の道理によって起こり、病から本来の健全健康な姿への回復もまた、その道理に従って起こります。「人間という自然」の道理に通じ、病める人を本来の健康な状態に導く者、それが physician です。本来それができる者のことを「医師」というわけで、医師免許を持っているからといって、自動的に physician になれるわけではありません。現在の医師免許を取るためのカリキュラムは、残念ながら人間の自然、「ものの道理」に通じるようにはできていないのです。

振り返ると、私が長年取り組んできたのは、まさに「ものの道理」の探求であり、「人間に起こるさまざまな問題をどのように根本的に解きほぐし、解決できるのか、人はどのように本質的に成長してゆけるのか、その過程ではどのようなことが起こり得るのか」ということでした。それはそのまま「病とは何か、病をどのように解きほぐし解決できるのか、人はそこからどのように回復し成長してゆけるのか」ということそのものだったのです。要は「もつれた糸」を、どのようにしたら、解きほぐして、本来の健全健康な状態に戻してゆけるのか、ということです。

そしてこのことは、「もつれを創り出すことができる主体こそが、そのもつれを本質的に解きほぐすことができる」、すなわち「似た症状を起こせるものが、似た症状を治すことができる」というホメオパシーとそのまま重なりあいました。「ものの道理」に基づく者、それが

physicianであり、ホメオパシーの専門家、ホメオパスであります。

ホメオパシーは医師だけが行うものである、という主張をされる向きがあります。ある意味、もっともな主張です。なぜならば、医師とは本来、physicianになる専門的訓練を受けた人であるはずだからです。しかし、問題は、現在の医師は本来のphysicianの訓練、つまり、人間という自然全体に通じる訓練を受けているわけではないところにあります。解剖学・生理学・病理学も、もちろん人間の自然の一部ではありますが、ごく一部に過ぎません。

もちろん医師の中にも、思わず頭が下がるような素晴らしいphysicianでもあられる方は、数多くいらっしゃいます。しかし、私の知る限り、ごく一部の方々に過ぎません。また、それは多分に個人的資質や、素晴らしい先輩医師の薫陶の賜物であることが多いのも実情です。それは、教育システムとして、physicianになる訓練を受けたわけではないからです。

専門のホメオパスになるには、高度な訓練が必要です。医師であっても、また医師でなくても、一から学ばなくてはなりません。人間という自然を学ぶには、謙虚な気持ちが必要です。医師の方も、医師でない方も、それぞれの良さを認め合い、活かし合って、本来のphysicianに向かってゆくことが必要なのです。

ホメオパシーという言葉を私が最初に目にしたのは、大学時代に安楽死について調べていた時に読んだ一冊の本でした。そこには、「似たもので似たものを治すというドイツ発祥の治療法」と書かれていました。「不思議な治療法があるもんだなあ」と思った記憶があります。

次に出会ったのが、ロンドンでの健康ショーでした。日本からの友人をオリンピアという大きな展示施設に案内した後に、館内をぶらぶらしていると、ホメオパシーのブースがありました。「そう言えば、そんな名前の変な治療法があったな」と思い、暇つぶしにそこにいた初老の男性に、「ホメオパシーとは何ですか？」と尋ねたのです。するとその男性は、

「ホメオパシーの基本原理は、『似たものが似たものを治す』という法則だが、もう一つとても重要な原理がある。ちょっと君には理解するのが難しいと思うけれども、『薄めれば薄めるほど、その効果は強く深くなる』という原理である。今の科学とは相容れない原理だけれども、正しいことは臨床的に証明されている」

と言うのです。

それを聞いて、まさに天啓のように何かが閃《ひらめ》きました。そして、私は彼に、

「もしそうだとするならば、それは物質の中に閉じこめられている莫大なエネルギーが、薄めるというプロセスの中で徐々に解放されてゆくからに違いない。アインシュタインのエネルギー公式 $E=mc^2$ は、物質とエネルギーは等価であり、しかも莫大であることを示しているが、その物質の中に閉じこめられている莫大なエネルギーは、物質の構造や形を作ることに使われている。薄めることによって、物質は次第に『形を失う』ことになり、その時に形や構造を作

ることに使われていた莫大なエネルギーが必然的に解放されてくる。だからこそ、薄めれば薄めるほど、物質性の中に閉じこめられていたエネルギーが解放され、レメディーの効力が強く深くなるのであろう」

と答えたのです。

その時、その男性がほとんど呆然として私を見つめていたのを、昨日のように思い出します。そして、奔流《ほんりゅう》のように、次々にいろいろなイメージが浮かんでは消え、浮かんでは消えていきました。ピアニストのスヴァトラフ・リヒテルとヴァイオリニストのダヴィッド・オイストラフが演じた、フランクのヴァイオリンソナタの超絶的な名演奏、極限的な繊細さと極限的巨大なスケールが一つに溶け合うイメージ。極小の素粒子の世界が、極大の宇宙の世界にそのまま直結するイメージ。ミクロコスモスとマクロコスモスの融合……。

そのイメージはやがて、量子力学の不確定性原理、相補性原理、ハイゼンベルグのマトリックスとシュレディンガーの微分方程式、数学の開区間と閉区間、微分と積分、三体問題、武道における静と動の極限的一致、絶対的受動と絶対的能動の一致、西田幾多郎の「絶対矛盾的自己同一」、禅の公案……と次々と進み、枝分かれし、凄まじいまでのエネルギーの奔流に、私はただただ翻弄《ほんろう》されていました。

そして、「ついに目標が見えた。今こそ明確に私の進むべき道が見えた。そうか、これに出会うために、今までの遠回りに見える人生があったのか」という思いが私を圧倒しました。

それから私は猛然と勉強を始めました。ホメオパシーの原典の「オルガノン」、ケントの哲学、ヴィソルカス、さまざまなマテリア・メディカとレパートリー、何を読んでも唖然とするばかりでした。

「今までやっていたことのすべてがこの中にある。『現象として表現されない『隠れた本質』というものは存在しない』という実存主義は、それに先立つこと百五十年前、すでにハーネマンによって、徹底的に磨き抜かれた形でここに実現している。理論と実際が完全に一致し、哲学と科学が芸術的に融合している。すべてがここにある！」

そう言う思いに満たされていきました。

そのうちに、私の中で翻然と、「これを伝えなければならない！」という決意が生まれました。そして、由井寅子さんとロンドンで意気投合し、共同で通信教育の学校を立ち上げました。これが現在のロイヤル・アカデミーです。由井さんとはやがて袂を分かち、私は新たな構想の下でハーネマン・アカデミーを立ち上げましたが、ホメオパシーについて、多くのことを語り合ったことは、良き思い出です。

それから十数年が経ちました。最初はほとんど誰もホメオパシーという言葉さえ知りませんでしたが、今ではテレビで放映されたり、入門書も何冊か出そろい、今ではずいぶんと知られるようになりました。しかし、日本における真のホメオパシーの幕開けは、今始まったばかりなのです。このささやかな本が、その幕開けに少しでも貢献できることを、心から願っています。

平成十九年　四月

永松昌泰

ホメオパシー入門

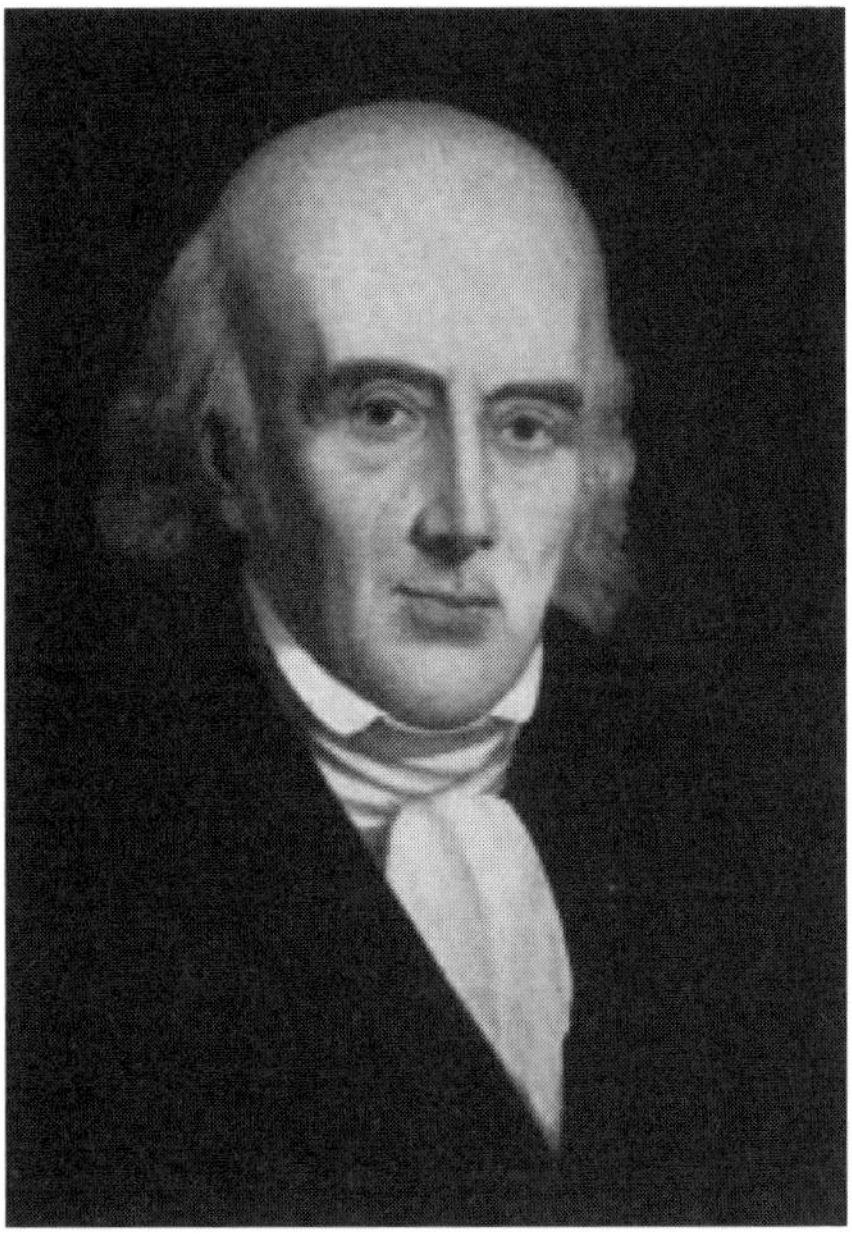

ハーネマン

ホメオパシーは苦しみの理由・意義を全うすることによって本質的な解決を為し、心身全体が幸せの方向に向かうことを助けてくれる、Art of Healing (癒しのわざ)なのです。

第1章　ホメオパシー医学の基本

1　似たものが似たものを治す

《ホメオパシーとは》

まずホメオパシーの語源についてご説明しましょう。Homeopathy という言葉ですが、これはもともとギリシャ語から造られた言葉で、ギリシャ語の homoios と patheia という二つの言葉を組み合わせています。homoios というのは「似たもの」という意味です。patheia というのは、「苦しみ」「病」という意味です。英語では、homoios は、like, similar（似たもの）ですね。そして、patheia は、suffering（苦しみ・病）に相当します。

英語では、Like cures like. ラテン語では、Similia similibus curentur. と言ったりしますが、どちらも「**似たものが、似たものを治す**」という意味です。

「**似た苦しみ、似た病が、似た病を持っている人を治すことができる**」ということ。精密に言いますと、「**健康な人に投与して、ある症状を引き起こすことができるものは、その症状を持っている人を治すことができる**」、これがホメオパシーの基本的な定義です。

《日本にもあったホメオパシー的な知恵》

最初は、「似たものが似たものを治す」と聞くと、「どういうことだろう？」と思いますが、ちょっとした実例を考えるとすぐにわかることです。日本でも、じつは昔からホメオパシー的なやり方というものは、おばあちゃんの知恵として伝承されているのです。

たとえば、喉《のど》がヒリヒリして痛い、いがらっぽい、という人には、ショウガ汁を飲ませなさいという、昔からの言い伝えがあります。喉が痛いときにショウガ汁を飲むと、喉がスッとします。けれども、このショウガ汁というのは、何か、ヒリヒリするような、そういう感覚を起こさせるものです。健康な時に飲みますと、喉をヒリヒリ痛くさせるような、そういう力を持っているわけです。それを、まさにそのような症状を持っている人に飲ませると、スッと良くなる。つまり、喉をヒリヒリさせるものが、現在喉がヒリヒリしている人を良くしてくれるということなんです。

それからまた、昔から、鼻がムズムズして、目がショボショボしている、そういう人の首にねぎを巻くということを習慣としておりました。たとえば玉ねぎを包丁で切ったら、どんなふうになりますか？　少々玉ねぎを切ったくらいではそうならない方もいらっしゃるかもしれませんが、切るときに顔を近づけて、玉ねぎを切ったときの汁をあびたら、どんな方でも目がショボショボしたり、鼻がムズムズしたりします。つまり、玉ねぎというものは、鼻をムズムズさせたり目をショボショボさせたりするような症状を引き起こす力を持っているということです。そして、そのような症状を現在持っている人に使うと、スッと良くなる。

こういうことが日本でも、じつは昔から知られていたのです。ただ日本では、「似たものが似たものを治す」という原理に基づいて理解されていたわけではなくて、単にこういうときにこうすればいいんだという、断片的な、おばあちゃんの知恵として伝わっていたに過ぎないのです。

《ホメオパシー原理の発見》

現代のホメオパシーはドイツのサミュエル・クリスチャン・フレデリック・ハーネマン医師（一七五五―一八四三）に始まります。ハーネマンは、ドイツのマイセンに生まれました。磁器で有名なあのマイセンです。マイセンはヨーロッパで初めて東洋に匹敵するような磁器を作ったところで、錬金術師のベトガーが苦労の末に完成させました。ハーネマンのお父さんもマイセン磁器の職人でした。このお父さんはものすごくスパルタな人であったらしいのです。ちょっと無茶な人だったとも言われていて、ハーネマンにいろんな問題を解かせて、問題ができるまでは部屋から出さなかったそうです。面白いことにベトガーも、ザクセン王国のフリードリヒ・アウグスト一世から命令を受けて、磁器が完成するまで王宮の部屋に幽閉されていたそうです。もっともベドガーの場合は、秘密の流出を怖れた王様に、そのまま一生幽閉されたままだったそうですが……。

　それはともかく、お父さんはハーネマンにいろいろな語学を修得することを義務づけました。ヨーロッパの言語というのは、ある程度似通っていますけれども、七ヵ国語は流暢にできたと言われています。ただ七ヵ国語といっても、たとえばオランダ人はたいてい誰でも四ヵ国語くらいできると言われています。地理的な必要性があってのようですけれど、オランダ語、ドイツ語、フランス語、英語、たいていできます。ただ、問題はどのくらい精通しているかです。ハーネマンの精通の仕方にはすばらしいものがあったと言われています。

　彼はギリシャのヒポクラテスを非常に尊敬していて、医者になりたいと思ってました。そして実際医者になりました。しかし医者になって彼はとてもがっかりしたんです。なぜかと言うと、当時の医療は、彼が理想としていたような医療とは全くほど遠い医療だったからです。当時の医療を現在では「英雄医学」（heroic medicine）と呼んでいますが、これは英雄のようにすばらしい医療という意味ではなく、荒っぽい、荒々しい医療という意味です。

　当時は瀉血《しゃけつ》中心の医療でした。瀉血というのは、血液を外部に排出させて症状の改善をしようとする治療法です。この治療法は長い間、西洋医療の中心だったのですが、基本的な考えは、「病気は、悪い血液によって起こる。だからその悪い血液を出しさえすれば、病気は治る」というものです。その考えは全く間違っているというわけではありませんし、今でもそれがベストなやり方であると認められる時には行われているわけではないのですが、問題はこれしかなかったことです。当時は、瀉血によって助かった人よりも、瀉血によって亡くなった人の方がはるかに多かったと言われています。とんでもない量の血を流すことになってしまったようです。

たとえばアメリカの初代大統領のジョージ・ワシントンが亡くなった時、言うまでもなく当時最高の医療を受けたわけですが、それは瀉血だったのです。最期の二〜三日だけでとてつもない量の血液を流していて、もう血液はどろどろになっているんですが、どろどろになっているのは、悪い血液を流し足りないからであると解釈されたわけです。最期の日もたくさんの量を流して、そして亡くなってしまったのです。そういうことはたくさんあったのです。

イギリスのノッティンガムのシャーウッドの森を舞台に活躍した、ロビンフッドの物語の中にも、瀉血が出てきます。最後にロビンフッドが亡くなる時に、瀉血によって血がどろどろになっても、まだ血が流し足りないからだとされて、瀉血されて亡くなるのです。

ハーネマンは当時のそういう医療に失望して、医者を辞めました。尊敬しているヒポクラテスの「患者を無用に傷つけてはならない」という理想とはかけ離れていたからです。その後、彼は語学の才能を活かして、まだドイツ語に翻訳されていない世界の名著を翻訳しようとしたのです。そして最初に翻訳した本は、当時最高の医師とされていたウィリアム・カレンというスコットランド人の医薬書でしたが、翻訳をしているうちに、非常に疑問を持ったのです。

キナという木の皮の記述があったのですが、このキナの皮はマラリアの特効薬として広く知られていました。ヨーロッパではマラリアの特効薬がなかなかなく、マラリアは恐ろしい病気として長年恐れられていたのですが、そんな時、イエズス会の宣教師たちが、南米のインディオがマラリアの秘薬として使っていたキナの皮を持ち帰りました。イエズス会は、ルターやカルヴァンの宗教改革の後、カトリック側でも宗教の本道に立ち帰って、世界に布教しようとして、イグナチウス・ロヨラや日本に来たフランシスコ・ザビエルらが創設したものです。イエズス会は、南米でも原住民のインディオたちの立場に立って、植民地化しようとしていたヨーロッパの国々と対立していたので、インディオたちにはとても信用があったのです。

ヨーロッパに持ち帰ったところ、これは本当にすばらしいマラリアの特効薬で、マラリアの患者さんたちに著効があることが知られるようになりました。このキナの皮から作るものがキニーネなのですが、その当時最高の医師として有名なカレンの医薬書には、「キナの皮は非常に苦いので、苦さが胃の収斂《しゅうれん》作用を引き起こしてマラリアが治る」と記載されていました。けれども、ハーネマンは、それはおかしいと思ったのです。確かにキナの皮は非常に苦いのですが、もっと苦いものをマラリアの患者さんに試しても、全然治らないことを知っていたからです。ですから、確かにキナの皮は苦いけれども、「苦いから治る」というのはおかしいと思いました。そこでハーネマンは、このキナの皮というのは一体何なのかということを自ら試してみようと思い立ったのです。

ハーネマンはマラリアにかかっているわけではありませんでしたが、マラリアの患者さんと同じようにキナの皮を煎じて飲んでみました。そうすると、すぐに発熱して、カーッと体温が上がって、汗をかいて、悪寒がして、それから衰弱したのです。しばらくすると元に戻るのですが、またキナの皮を飲むと、カーッと発熱して、汗をかいて、悪寒がして、衰弱した。またしばらくすると良くなって、また飲むと、そのような発熱・発汗・悪寒・衰弱というパターンを繰り返します。

このような発熱・発汗・悪寒・衰弱という症状は、マラリアそっくりの症状だったのです。つまり、マラリアの特効薬であるキナの皮を健康なときに飲むと、マラリアそっくりの症状を引き起こすことを発見したのです。余談ですが、キナ（china）を英語ではチャイナと読みますが、マイセンの名産の磁器も同じ英語の china なのです。ちょっと面白いですね。

ハーネマンは、非常に慎重で厳密な思考の持ち主だったので、それから次々にいろいろなものを試してみました。つまり、当時のさまざまな特効薬というものを、健康な人が飲んだらどうなるかということを検証していったのです。そうしますと、その特効薬は、健康な時に飲むと、それが治すとされる症状とそっくりの症状を引き起こすことがわかったのです。

そこからハーネマンは、「**似た症状を起こせるものは、それと似た症状を治すことができる**」というホメオパシーの原理を見出して発表しました。これが、ホメオパシーの始まりです。

もう一度整理しますと、ホメオパシーの原理とは、「**似たものが似たものを治す**」ということですが、それをもう少し正確に言いますと、「似た症状を起こさせるものは、似た症状を治すことができる」。さらに精密に言いますと、「**健康な人に投与して、ある症状を起こせるものは、その症状を持っている病の人を治すことができる**」ということになります。

これは最初に聞くと、ちょっと抽象的な感じがしてわかりにくいかもしれませんが、先ほどのショウガ汁とか、玉ねぎとか、キナの皮など、具体的に考えていただくと、すぐにおわかりいただけるかと思います。

《二種類の治病方法》

では、世界で初めてホメオパシーの原理を見出した人は誰なのでしょうか。じつは、数千年前から、エジプトや中国で、同じようなことが言われていたという説もありますけれども、明確にそれを見出したのは、先ほどの話にも出てきたヒポクラテスだと言われています。ヒポクラテスは、「病気を治す方法には、二つの方法がある。一つは、反対のものによって治す方法。もう一つは、似たものによって治す方法である」と述べています。

「反対のもの」というのは、非常にシンプルなことで、いわゆる症状と反対のものを立てて、それと相殺させるということです。たとえば体が冷えているとします。体がとても冷たい。そうするとみなさんは、暖かい部屋に入りたいとか、温かいお風呂に入って芯まで温まりたいとお考えになるでしょう。つまり反対のものをたてることによって、相殺的に元の状態に戻していくという考え方ですね。

それに対して「似たものによって治す」ということは、どういうことなのでしょうか。

たとえば、まっすぐに立っているのが健康な状態だとします。健康なときは、まっすぐに立っていますが、何らかの理由によって、だんだん体が傾いてきます。何かに反応し、適応しようとして、だんだん体が傾いてきたとします。このとき、われわれの体内には通常、**自己治癒力とか、自然治癒力と呼ばれる力があって、一時的に傾いたとしても、また元の状態に戻ろうとします**。元の、本来の状態に還ろうとする力が働くのです。たとえば、ちょっとけがをしたとき、放っておいても、だんだん傷口がふさがってきますね。われわれには、**本来の状態に戻ろうとする力がさまざまに働く**のです。

さて、そのように自然に元に戻れば問題はないわけですけれども、何らかの原因によって、体がなかなか元に戻らないとします。本来、元に戻る力がちゃんと発動して、元に戻らなければいけないところがうまく発動してこない。そして、傾いた状態のまま仮のバランスをとって動かないようになってしまう。元に戻ろうとする力が眠ってしまっているわけです。本来の状態でないところで、仮のバランスをとって変な安定をしてしまっているとします。これが、いわゆる病の状態なのです。

このときに、「反対のもの」を投与して反対の方から引っ張るというのが、「反対のものによって治す方法」です。これで「一応は」元に戻ります。

それでは、「似たもの」を投与するとどうなるでしょうか？　じつは「似たもの」ですから、もっと体を傾けさせるように作用するわけです。そうしますと、惰眠を貪《むさぼ》っていた「元に戻ろうとする力」が目覚めて揺さぶり動かされるのです。「起きなさい！」と言われるようなものです。そうすると、仮のバランスが破られて、自分の中から本来の状態へ戻ろうとする力が再び発動してきて、「おお、そうだ！　本来は、もっと違う状態だったのだ」ということに気づくようになります。そして、そういう自己治癒力がちゃんと発動して元に戻っていくことになるのです。

《治病結果の大きな違い》

さて、「反対のもの」で治したとしても、「似たもの」で治したとしても、結果的には結局同じではないか、と思われるかもしれません。先ほどは、どちらも「元の状態」に戻ると申し上げましたが、じつは、この二つの方法の結果は全く違うのです。同じ「元の」という言葉を使っても、その意味も全く異なります。

「反対のものによって治す方法」は、何らか外から、外のものに引っ張ってもらうわけで、本来の自分の力が発動して元に戻ったわけではありません。それに対して、「似たものによって治す方法」は、本来の自分の力が発動して、自分の力で元の状態に戻ることになるのです。そしてこれは、ものすごく大きな質の違いになります。

ここで、いつも借金の喩え話をするのですが、もし誰かが、仕事も面白くない、会社も面白くない、人間関係や何やらいろんなつまずきがあって、とにかく面白くなくて、会社に行きたくない、働きたくないという状況だったとします。それで、生活がどんどん乱れて、ギャンブルをしたり、お酒を飲んだり、どんどんお金を使ってしまって、サラ金から借金を重ねたとします。仮に、年収が五百万円なのに、借金も五百万円になったとしましょう。金利だけでも少なくとも年間百万円以上、場合によっては二百万円くらいになったりしますので、これはもう大変な状況ですね。そのときに親がその状況を知って、「それは大変だ。そんな借金があったら、安心して働けないだろう」といって、親心で、借金を肩代わりして五百万円をポンと返してくれたとします。そうすると、その瞬間にとりあえず借金はゼロになります。

それに対して、借金がどんどんひどい状態になって、もうどうしようもないところまでいって、何かのきっかけで、自分の中の何かが発動して、「このままでは自分の人生は破滅してしまう。このままではだめだ！」と発奮して、一生懸命働いて、とにかく大変な努力をして、何年もかかって五百万円を返したとします。その時やはり借金はゼロになりますね。

さて、そうやって苦労して借金がゼロになった状態と、親がポンと返してくれて借金がゼロになった状態とは、はたして同じ状態ですか？　ということなんです。

同じ状態ですか？　全く違いますよね。親がポンと五百万円を返してくれた場合というのは、確かにその時は借金がゼロになるかもしれませんが、そのゼロの状態というのは、その人が、なぜそのように借金を重ねざるを得なかったのかという理由がまだ何も解決されていないわけですね。そうすると、しばらくの間は、親に申し訳ないと思っておとなしくしているかもしれませんが、極めて高い確率で、また同じことを繰り返すことになるでしょう。自分が変わっていないわけですから、そのパターンはそのまま残っています。ですからその時、その瞬間は借金がゼロになっても、またすぐに、同じようなことが起こるだろうということが、そのまま予想されるわけです。

それに対して、自分の力でちゃんと借金を返したという場合には、「なぜそうなってしまったのか？」という理由やパターンに対しても必ず何らかの変容が起こっています。その人のいろんなことが、大きく変わっていかなければ、そんなことはあり得ないのです。ここがすごく重要なところです。ですから、**ちゃんと自分の力が発動して問題を解決したというのと、自分の力が発動せずに、ただその時、表面的なつじつまだけが一瞬合ったというのとでは全く違う**ということです。

たとえばアレルギーの症状が出たとき、ステロイドを使用するというのも、その時に、そこだけ、ごくごく一部だけ一時的につじつまを合わせているだけなので、そのパターンは何も変わっていないわけです。そして、一時的につじつまを合わせるということは、さまざまなところにしわ寄せがいくことになり、じつは後に大きな問題を起こしてしまうのです。それはともかくとしまして、ステロイドにとどまらず、どんなものでも、単なる部分的・表面的なつじつま合わせしかしていなければ、根本は何も変わっていないので、もとのパターン・循環というものがまた顔を出してきます。また同じことで苦しまざるを得ないのです。

それに対して、その**根本的な、根源的な理由というものを、根本的に治癒していく、根本的に何かを変化させていくのが「似たものによって治す方法」、すなわちホメオパシーなのです。**

2　症状とは何か

《ヴァイタル・フォース》

わたしたちには、**ヴァイタル・フォース**（Vital Force）と呼ばれる「生命（いのち）の力」がそなわっています。ヴァイタル（Vital）というのは生命、そしてフォース（Force）は、力とかエネルギーという意味ですが、**われわれ生きとし生けるものすべてを、単なる物質ではなくて、いわゆる「生命あるもの」にしているような力**のことをいいます。

わたしたちは、生きていますと、さまざまなことに出遭い、いろいろな環境にさらされます。われわれをより元気にしてくれるものもありますが、われわれを傷つけたり、病の状態にさせたりするものもあり、後者を、ホメオパシーでは、**ディスターバンス**（disturbance）と呼んでいます。つまり、「**われわれの健康な状態をかき乱すもの**」ということです。disturb という語は、「かき乱す」「障害する」という意味の英語です。われわれは、健康健全な状態をかき乱すようなさまざまなもの、いわゆる病原菌もその一つですし、またたとえば非常に嫌な出来事、とても傷つけられるようなことを言われたり、されたり、そういったことも含めて、さまざまなディスターバンスに囲まれて生きています。

《症状の意味》

われわれのヴァイタル・フォースは、健康健全な状態を何とか守ろうとして、そういうディスターバンスのエネルギーをできるだけ内側に入れずに外に押し出そうとします。それが「症状」です。症状には、二つの大きな意味がありまして、一つは、この**ヴァイタル・フォースの「表現」**であり、もう一つは、**症状それ自体が治癒の方法であり過程である**ということです。

これをもう少し説明しましょう。たとえば静かな池があるとします。そこに、石がポチョンと落ちるとします。そうしますと、波ができますよね。この時に、この静かな池の水面がヴァ

（図1）

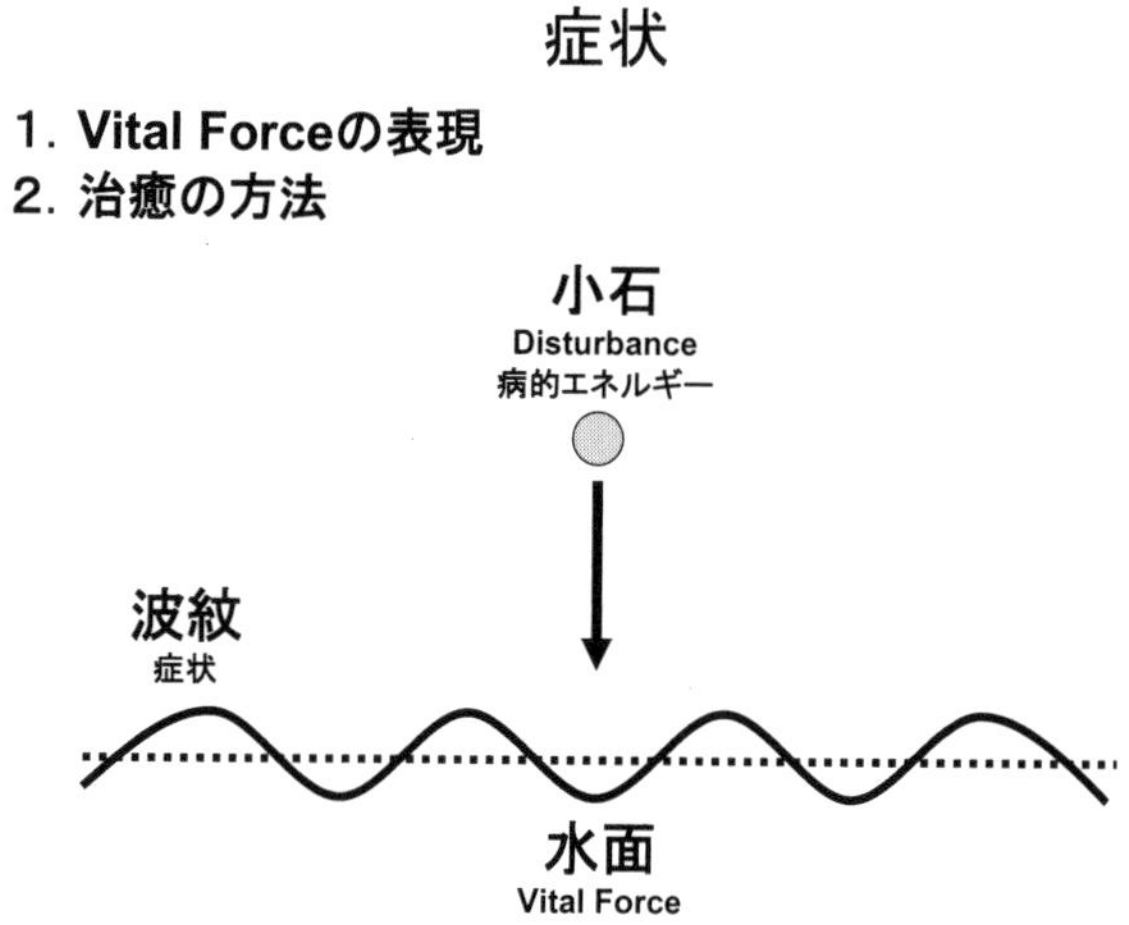

イタル・フォースです。そして、石が病的なエネルギー、すなわちディスターバンスです。そして、その結果として波が起こります。波は「症状」です（図1）。

「表現」とはどういうことかと申しますと、静かな水面に石が落ちると波が起こりますが、その波というのは、どんな石がどんなふうに落ちたかということを、そのまま、ありのままに表現します。たとえば小さな石がポチョンと落ちると、そういう小さな波ができますよね。また、大きな石がドカーンと落ちると、そういう大きな波が起こります。ドカーンとした石が落ちたのに、波だけ小さなひょろひょろとした波が起こるなんてことはあり得ないことです。つまり、**ヴァイタル・フォースに、どんなディスターバンスが入ってきたかということを、ありのままに表現してくれている。**ありのまま、何も足さず何も引かず、そのままに表現して、われわれに知らせてくれているのです。

そしてまた同時に、石が落ちて波が起こったときに、最初はそれなりの大きな波が起こりますけれども、だんだん、波が石のエネルギーを外に出していってくれて、波が外に広がっていって、だんだん静まっていきます。つまり、波が、ディスターバンスのエネルギーを外に外に解放して、放出をしてくれているわけです。そして、それによって水面が元の状態に戻っていくわけですね。つまり、**波が起こることによって、ディスターバンスのエネルギーを解放して、水面をその本来の、静かな状態に戻してくれる**のです。

このように、症状には、「ヴァイタル・フォースの表現」と「それ自体が治癒の方法であり過程である」という二つの大きな意味があるのです。

《症状は大切なシグナル》

症状の大きな意味の一つは「表現である」と申しました。その「表現である」ことと、「治癒の方法・過程である」ということとどちらが大事かと申しますと、たいていは、「表現は、してくれてもしてくれなくてもどちらでもいいな」となりますが、治癒をしてくれるんだったら、それはとてもありがたいことなので、後者の方が大事だと思われる方も多いと思います。でもあえて申しますと、むしろ前者の方が、より大切なのです。

なぜでしょうか？　症状というのは、とても嫌なものですよね。ありがたくありません。だってわれわれにとってとても都合の良い症状なんてないですよね。症状というのは、痛いとか、痒《かゆ》いとか、重いとか、動かないとか、そういうふうにとても嫌なものばかりです。

七、八年くらい前でしたけれど、ＮＨＫスペシャルで、「無痛症の人たち」という番組がありました。無痛症の人たちというのは、だいたい世界中に、いつも10人くらいいらっしゃるということです。そして、生まれながらにして、痛みというものを感じることがない。痛みを感じる能力がないということなんです。もちろんこれは身体的な痛みです。心の痛みではありません。体の痛みを感じることができない人たちが、いつも世界に10人くらいいらっしゃる。そして、その無痛症の人たちの平均寿命は、だいたい十歳に満たないわけです。五歳から十歳くらい。そして、ほとんどが高い所から飛び降りて亡くなっている。自殺をしているのではありません。高いところから飛び下りるというと、最近では、タミフルを飲んで、高いところから飛び降りたりして亡くなっているとか、道に飛び出して亡くなっているとかいう事故がありましたけれども、そういうことではないのです。どうしてか？

彼らは生まれながらにして、痛みというものを感じたことがないのです。では痛みとは一体何か？　ということですが、まず痛みというのは、どのようにして表れるのでしょう？

たとえば、ナイフでパッと切ったら痛いですよね。痛みはどんな時に表れるのかというと、われわれの生命に何らかの危険があるときに表れますね。何らかわれわれの健康な状態というものをかき乱して、より病の方向、つまり生命の危険な方向に向かっているときに痛みが起こるわけです。そして痛みというものは、より危険であればあるほど、大きな痛みになります。ナイフでちょっと切った場合は、腕を切り落としたほど痛いわけではないですよね。

つまり、**痛みというのは、ある種の秩序というものを形作っている**わけです。つまりどういうことをすると良くないのか、われわれの生命に危険が迫るのかということを知らせてくれているのです。たとえば、走り回って、タンスの角にガーンと足をぶつけたとすると、すごく痛いですよね。それは、有無を言わさず、「何らかとても危険なことですよ」ということを、われわれに知らせてくれているわけです。そうすると、その痛みによって「ああ、これは何か良くないんだな」ということを知る。それは何か頭で理屈で知るということではなく、ただわれわれの存在が、ある種それを「知る」わけなのです。それで痛みを代表とするさまざまな症状によって、ある全体的な秩序というものが、われわれの中にだんだんできてくるわけです。

けれども、痛みというものを感じることができないということは、その痛みを代表としてできるような秩序が自然に形成されるチャンスがないということになります。たとえば、ちょっと乱暴なことをしたり、ちょっと上からポンと飛び降りたとします。頭から落ちても、けがはするけど痛くはないんです。けがするといっても、外傷として目に見えればまだ良いのですが、たとえば足から落ちて、挫いても痛くはないんです。骨折しても痛くはない。そうすると、その秩序というものが自然に形成されるチャンスがない。小さな子どもには「目が離せない時期」があるものですが、多くの場合、そういう時期に高い所から飛び降りて亡くなってしまう。そういうことなんです。

《症状は「ありがたくないありがたいもの」》

われわれは頭が痛い時にどうするでしょう。普通、最初にしようとするのは、とにかくこの頭の痛いのさえなくなってくれればいいということですよね。そのくらい痛いわけですから、頭痛薬を飲みます。ここで大切なことは、頭痛薬は一体、何をするのかということです。

頭痛薬は、頭痛の本当の原因を治してくれるわけではありません。本来、頭痛というものは、何らかそこに解決すべきものがある、それを治してください、それを解決してくださいということであって、本当はそれを表現しているだけなのです。けれども、われわれは痛いのは嫌なので、そのメッセージをちゃんと受け取れない。受け取りたくないのです。頭痛はとにかく嫌なものなので、何か痛み止めを飲んで「とにかく、痛くなくなればそれでよい」と、どうしてもそういうふうになるわけです。

それは、言葉を換えて言えば、「無痛症になりたい」ということなのですね。

違いますか？　痛みの信号を受け取りたくないということなのです。これはもちろん、人情としてはよくわかります。誰でも基本的には痛いのは嫌ですからね。しかし、ここですごく考えなければならないのは、じつは痛みを代表とするような「症状」というものは、われわれに、「何か解決しなければならないことが起こっていますよ」ということを教えてくれる、唯一の方法だということです。唯一の、です。それ以外の方法はないということです。われわれに起こっているさまざまな不調和や何らかの問題の存在を教えてくれるものは、症状の他にはないのです。

たとえば腕をバーンと切ったとします。この時に「これは何かまずいですよ」ということを教えてくれる方法は、そこで傷口がバーッと開いて、血がバーッと出てすごく痛い思いをする、という以外にありませんよね。それは、なにも好きで症状を起こしているわけではなくて、ナイフで切ったりしたので、そのようなディスターバンスが入ったので、それをわれわれにありのまま伝えてくれているわけなんです。

先ほど、大きな石が入ったときと、小さな石が入ったときでは違うと言いましたね。小さな石のときにはちょろちょろとした波、大きな石のときはドカーンとした波。ドカーンとしたことがあるなら、それに応じてドカーンとした波が起こらないと、結局そのドカーンとした石のディスターバンスのエネルギーというものを放出することもできないわけです。そのような大きな波が起きて、元々のそのようなディスターバンスのエネルギーというものが、どんどん外に解放されていくことによって、初めて、水面が元の静かな状態を取り戻すことができるということになるわけです。

そして、その時に、**その症状の知らせ方、表現の仕方というのは、必ず、痛みを代表とする「苦しみ」でなければならない**のです。何らか、解決しなければならない問題がある。そのような、「問題がありますよ」ということを教えてくれる信号というものは、必ず「苦しみ」でなければならない。

そう言うと、「なんかもっと優しく教えてくれたっていいじゃないか。優しくささやいてくれてもいいじゃないか」と思われるかもしれません。でもみなさん、優しくささやいてくれたら言うこと聞きますか？　聞きませんよね。たとえば、今ナイフで手を切ったとします。その時にもし良い気持ちがするとしたら、ナイフでけがをすることが体にとって良くないことだとわかりますか？

起こったことを、ありのまま伝えてくれるのですから、たとえば嬉しいことが起こったら、嬉しいという（通常われわれはそれを症状とは呼びませんけれど）、そういう表現が沸き起こりますよね。嫌なことが起こったら嫌な気持ちになります。嫌なことが起こったのに、嫌なことが起これば起こるほど、「あー楽しい」ってことになるでしょうか？　なりませんね。嬉しいことが起こっているのに、いや〜な気持ち、いや〜な痛みが生じる、そんなことないですよね。

でも、嬉しいはずのことが起こったのに、手放しで喜べないこともありますよね。それは嬉しいことが起こったはずなのに、それをありのままに表現していない、ということではなくて、通常なら嬉しいはずなのに手放しで喜べないような何かがある、という状況のありのままの表現であるわけです。

ですから症状というのは、ありのままをそのまま伝えてくれている。そしてそれが唯一の方法なのです。「そこに何か解決しなければならないことがありますよ」ということを教えてくれる唯一の方法である。ここがものすごく重要なのです。これが唯一の方法で、他にはないのです。どんなに考えてもないのです。他にあったらぜひ教えていただきたいですね。今まで、いくら考えてもそれ以外になくて、考えれば考えるほど、これはすばらしいことだというふうに思うわけです。

それをありのまま教えてくれる。そしてただ単に教えてくれるだけではなくて、それがそのまま治癒の方向へ向かっていって、そしてその症状を全うすれば、その問題がちゃんと解決するのです。

ですから、ここでぜひ覚えておいていただきたいのは、症状というのは、この**内的不調和**（何か解決しなければならない問題があるということ）**を表現して教えてくれる唯一の方法で、他には全くない**のだということです。そして、それはどうしても、「痛み」や「苦しみ」でなくてはならないということなのです。ですから、私は症状とは「ありがたくない形で現れる、ありがたいもの」、略して「**ありがたくないありがたいもの**」と呼んでいます。

《症状の声に耳をふさぐとどうなるのか？》

症状は嫌なものだから聞きたくないということで、聞かないとします。そうすると、次に何が起こるでしょうか？

症状というのは、「解決しなければいけないことがありますよ」というお知らせです。そこに、解決しなければいけないことがあるんです。それを解決せずに、それを教えてくれるお知らせを聞きたくない、といって耳をふさぐとどうなるでしょうか？

たとえば、みなさんが誰かに、何らかどうしても伝えなければいけないことがあって、そしてその人の家に行くとします。その人はそこにいることはわかっているんです。どうしても、何が何でも伝えなければいけないことがある。最初はみなさん、そこについたらピンポンと鳴らすか、ノックしますよね。最初は優しい、普通の方法で、それをお知らせしようとして、ノックします。そこでその人が出てきたら、「こうですよ」と伝えられて、それで用は済みます。でもその人が何らかの理由で出て来なかったら、みなさんどうします？

どうしても伝えなければならない極めて重要なこと、何が何でも伝えなければいけないことがあるんです。たとえば、そこのお子さんが、大変な事故に遭ったとします。そうしたらもう、どうしても伝えなきゃいけないでしょう？　何が何でも伝えなきゃいけない。ピンポンで出て来なかったらバンバンバンッと叩《たた》くでしょう？　そこにいることはわかっています。それでも出てこない。そうしたら、もう裏側に回って窓から入ろうとするかもしれません。それでもだめならドアを壊してでも入ろうとするしかない。そうやって、とにかく中に入ってどうしても伝えようとするでしょう。

これと同じことなのです。何らかの不調和があっても、最初はできるだけ優しい方法でわれわれに伝えようとします。それで何らかの症状が起こります。もちろん症状は嫌なものですが、嫌な形で伝えないと、そのままほったらかしになってしまいます。嫌な形ならば、そのままほったらかしにはなりません。だから嫌な形で伝えてくれるのです。

でも、そこで耳をふさいで、その真摯《しんし》な声に耳を傾けてくれないとなったら、仕方なく、もっとひどい症状で知らせざるを得なくなるということなのです。つまり、そうやって、症状をエスカレートさせざるを得なくなるのです。そのレベルで聞いてくれなかったら、もっとひどい症状で、「何とか解決してください！」と叫ぶようになるわけです。

そうやって、聞かなければ聞かないほど、本質的な解決をしないほど、どんどん症状は進んでゆくのです。ですから症状は、確かに「ありがたくない形」で現れますけれども、本当は非常に「ありがたいもの」なのです。ありがたくない形で現れるが、とてもありがたいものです。

このように、症状は、解決への道を示してくれ、気づかせてくれて、そして、すでに治癒の方向、解決の方向に向かおうとする唯一の道であります。

また症状は、決して諦めずにわたしたちに懸命に訴えます。何としてでも伝えようとして、決して諦めずに症状をエスカレートさせながら、懸命な努力をします。本当にけなげなものなのです。

これは一番重要なことで、極論すれば、**ホメオパシーのさまざまなお話も、とにかくこの、症状の意味ということにすべてかかっている**わけです。これは、ホメオパシーに限りません。症状の意味は、どんな病でも、どんな治療法でも本当は同じなのです。ここをよく考えておく必要があります。

そしてわれわれはどうしても、嫌なものを抑圧して感じないことにしたい、と常にそういう誘惑にかられます。それは、人情としてはよくわかる。けれども、ここをよく考えないと、決定的に、間違った道に踏み出してしまうということなのです。

３　根本的治癒とは何か

《レメディーと新薬の違い》

ホメオパシーのレメディーについて簡単にご説明したいと思います。

通常の医薬品の効能は、「消炎作用」とか「抗痙攣《けいれん》作用」とか、「〜作用」というふうに表現されます。病気の時には、何らかの生化学的な異変が起こっています。それは病気の原因ではなく結果なのですが、その生化学的な異常は、ごく簡単に言うと、何かが過剰か、何かが不足しているかのどちらかです。通常の医薬品というのは、何かが足りなければ足りないものを補おうとし、過剰だったらそれを遮断しようとします。ごく簡単に言うと、そういうものです。いわゆる病気のメカニズムにおける、部分的な不足を補い、部分的な過剰を遮断しようとする。それが一般的なお薬であるわけです。これは部分的なつじつま合わせをしようとするわけですから、そのしわ寄せ、すなわち副作用を伴わざるを得ません。

それに対してホメオパシーでは「似たものが似たものを治す」という原理にしたがって、その人の症状の全体像と最も近い症状像を持っているレメディーを投与するのです。ホメオパシーのレメディーというのは、特定の症状、たとえば頭痛とか、そういう症状だけをターゲットにしているのではなくて、ある種の全体的共鳴によって、病的エネルギーが解放されて、病気を根本的に治していきます。ですから、ホメオパシーのレメディー（Remedy）は、翻訳しますと「薬」ということになるんですけれども、普通の医薬品とはまったく違うのです。

ホメオパシーのレメディーというのは、じつは**人間に似ている**のです。つまり人間と同じように、魂があり、精神があり、肉体があり、感情があります。もっと言うと、そのような、魂的、精神的、肉体的、感情的な、何らかの特徴というものを持っているのです。そして、そのホメオパシーのレメディーと人とを合わせるときには、「症状の全体像」というものを見ます。「症状の全体像」というのは、言わば**その人の存在のあり方の全体像**ということになります。

ですから、本来のホメオパシーでは、その人の全体、人間のあり方、存在のあり方の全体像を見ます。ただお腹が痛いとかいうことだけではありません。もちろん、それも症状像の一部ですが、「お腹が痛いからこのレメディー」ということではないということです。

人にはトータルの循環というものがあります。微細なレベルから、だんだん微細ではないレベルへの、いろいろな循環があります。魂的な、精神的な、感情的な、そういう微細なレベルから、より身体的、物質的なレベルへの循環です。

ですから、レメディーの説明については、いわゆる**単なる薬理作用の説明というとらえ方ではなく、人間の全体に対しての説明、人間の存在のあり方についての説明**と考えていただきたいのです。

そして、その人の全体像と、レメディーの全体像が一番良く似たものを処方するわけです。ですから、最初はちょっと何だかわけがわからないかもしれません。「全体像とか、レメディーにも心がある、体があると言われても、こんなものにそんな全体像があるなんてわからない」と思われるかもしれませんが、だんだん腑《ふ》に落ちてきますので、楽しみにしてください。

《人間にはデコボコがある》

【Q】疑問に思ったのですが、人間というものは、どこか具合が悪いとか、そういう症状が表に出ていなくても、人それぞれホメオパシーのレメディーに合う本質といいますか、レメディー的なものを、それぞれ持っているのでしょうか？

【A】いわゆる通常で言う「病気」ではないけれども、健康な人でも、そういうものがあるかどうか？　ということですね。もちろん、あります。

まず、世の中に「完全に健康な人」っているでしょうか？　いないですよね。つまり、通常われわれは、全く元気というわけではないが、特にこれといって大きな問題があるわけではない、そういうときに、一応「健康である」というふうに言いますね。当然これは、完全に健康というわけではないのです。

つまり、**誰でも何らかの凸凹**（デコボコ）**がある**ということです。仮に「デコボコ」と呼んでいるんですけれども、その人なりのある種の特徴というか、たとえば性格がある。今、性格が病気であるとか、そういうことを言っているわけではなくて、何らか特有のパターンというか、デコボコがあるわけです。

いわゆる「病」といっても大きくは二種類ありまして、通常「病気」というふうに呼んでいるものは、デコボコそのものというよりも、何らかのデコボコがあるために、その流れが滞っているようなとき、うまく循環していないというときに、「病気」という言い方をします。滞っていて何かの機能がうまくいかない。

ですから通常の意味で、「病気の状態を健康にする」と言うと、「滞っている状況を、また再び循環できる状態にしていく」ということ。それを一般的に、「病気の回復」というわけですけれども、そうしたらそれが「完全なる健康」かというと、そういうわけではなくて、よりよくする余地というのは限りなくあるわけです。「これ以上良くする余地がないくらい完全なる状態の人」というのは誰もいないんです。誰でも、よりよくできる余地は無限にあるわけです。

誰でも何らかさまざまなデコボコがあって、そしてそのデコボコによって、いろんな問題が起こったり、いろんなことがあります。通常「病」というふうに感じていることではないのですが、「特に病気みたいなものはしていないんだけれども人とトラブルを起こしやすい」とか、「仕事がうまくいきにくい」とか、いろいろありますよね。そのときに通常、いわゆる「病気」という名前をつけたりは、あまりしないですよね。そういうものは、いわゆる人生相談的な問題や課題である、と通常は考えられているわけなんですけれど、どちらにしても、それもその人のデコボコから出ているわけです。

ですから、どんな方も、何らかその人の存在のあり方というものがあって、「その人特有のパターン」というものがあります。レメディーというのは、「その人のパターン」ということなんです。その人の行動のパターン、存在のあり方のパターン。どういうふうなパターン、どういう軸で、物事が進んでいるのか、その人を動かしているのか、そういうふうなものが、じつはレメディーなんです。ある症状・現象を作りだすことができる根源的な力・エネルギーが、その症状・現象を治めることができるのでしたね。

ですから、病気をしているとか、そういうことにかかわらず、**何らかその人を支配しているようなパターンというものがあって、広い意味で、それをレメディーと呼んでいる**わけです。

ご相談（セッション）にはいろんな方が来られます。もちろんいわゆる病気の方もいらっしゃいますけれども、特にいわゆる病気というものはないという方もかなりいらっしゃいます。「一回受けてみたかった」とか、ちょうど占い師に観てもらうような、それと同じような気持ちで、「一回見てもらおうと思って」みたいな感じで来られる方もじつは結構いらっしゃいます。ご家族の問題でいらっしゃる方も、借金を重ねてしまってしょうがないということでいらっしゃる方も、結婚したいという方もいらっしゃる。結婚相談所ではないんですけれど（笑）、「なぜ自分は結婚できないんだろう。それを解決したい」とか、いろんな方がそれぞれ人生上の何らかの課題を誰だって抱えているわけですから、それを解決していこうとする。いわゆる「病気」も、じつはその中にあるということなのです。

つまり、ホメオパシーの目的は、**人生のクオリティ**（質）**を高めていくということ**なのです。人生のクオリティを高めていくということの中に、いわゆる「病気が治る」ということも含まれるのです。

病気とか問題というものは、もともとその人の現在のパターンが必然的に生み出したものですから、それを解決するということは、その人の存在のあり方というものが、より変化していって、より素晴らしくなるということになります。解決することによって、**その人自体のクオリティが高められていく**ということなんです。だから、人生のクオリティが当然上がっていくということになるのです。いわゆる「病気治し」というものが別々の存在としてあるわけではなく、その中にあるということなんです。

《病とは》

ホメオパシーは、いわゆる「病気の状態をより良くする」ということ、もちろんそういうことをするわけなんですけれど、同時に病というのは、根本的には、デコボコから発しているわけです。だんだん、何らかデコボコが埋められていって、より丸い、本来のその人の姿に近いそういう方向をめざしてゆく、そちらの方に進んでいく。そうすると、さまざまなことがよりうまくいくようになったりとかするわけです。

そもそも病とは何でしょうか。病は英語で dis-ease と書きます。dis は名詞の前に付くと「奪う」「除く」「剥《は》ぐ」という意味になります。ease は安楽・安心・安寧を意味しますので、安楽さが奪われた状態を意味します。つまり、人間本来の状態は安楽・安心・安寧な状態ですが、**何らかの事情によってその安寧を奪われている状態が病**である、ということです。静かな池にポトンと石が落ちた時におこる波の話をしましたけれど、「病とは何か」ということについて、いろんな言い方が可能です。

「病」というと、とてもネガティヴな、「健康」と反対の概念のように通常思ってしまうわけですけど、そういうことではなく、「病」の概念をもっと広げていくと、結局は「デコボコ」ということになるわけです。さまざまなデコボコが、いろんな課題、いろんな問題を作り出している。通常われわれが「人生上の問題」と言っているものは、もっと広い意味で言えば、「病」ということになります。

病という言葉を使うと何だか嫌な感じがするかもしれませんが、ある種の病というか、症状というか、表現というか、問題というものは、**われわれの何らかの心身の不調和、デコボコが表現されたもの**なのです。ですから、そういった課題に対して取り組んで、そしてそれがちゃんと解決されていくというのは、実は病が治っていくのと同じようなプロセスをたどるのです。

《レメディーの役割は「お迎え」》

では、ホメオパシーのレメディーは一体何をするのかということです。病気の時というのは、ディスターバンスのエネルギーが入ってきて、そしてそれをヴァイタル・フォースが何とか出

（図2）

健康なとき

- Vital Forceが充実
- Disturbanceが生じ、一時的に適応、症状を表現
- Disturbanceが解消されると、本来の状態に

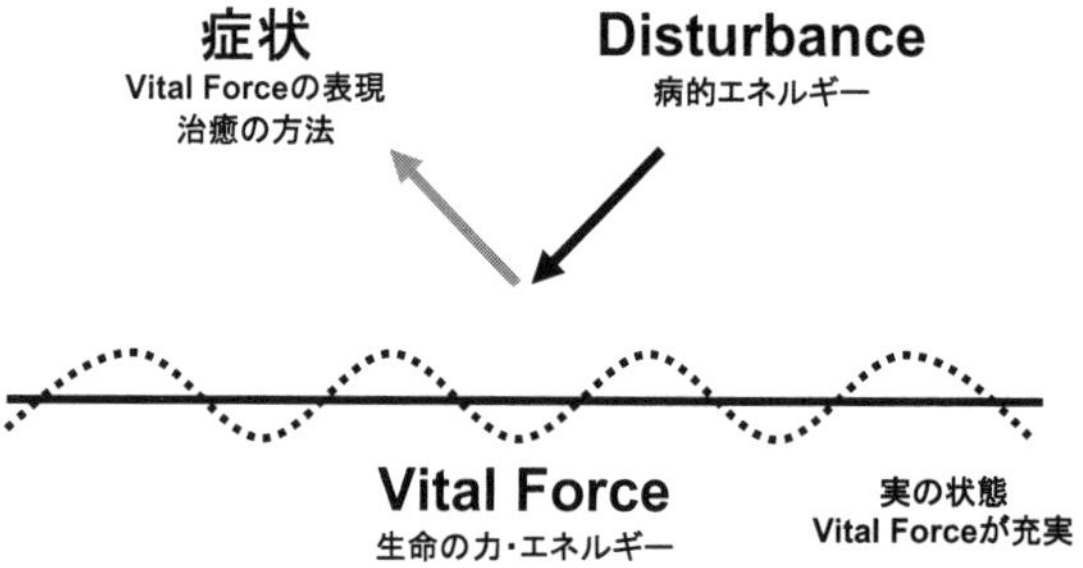

病気のとき

- Disturbanceが解消されず、症状が進む
- 症状はいくらか出るが出し切れない
- Vital Forceが充実していない状態に

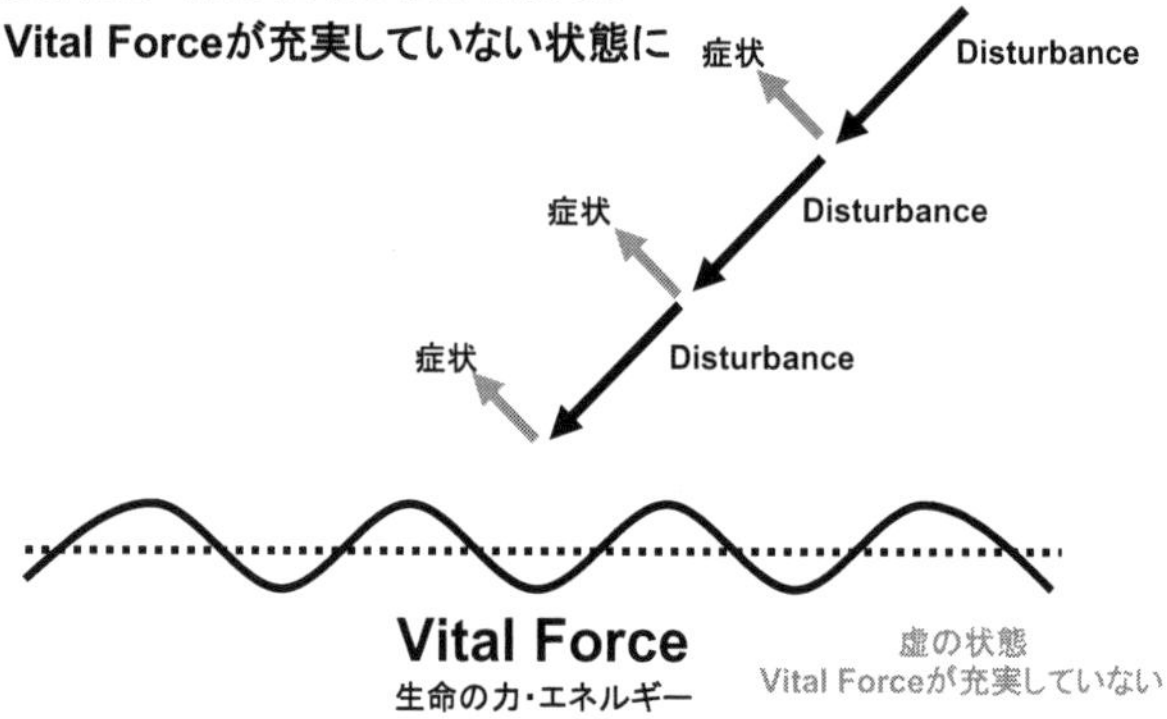

そうとして、症状として出る。それで、いくらかは出るんですけれども、なかなか全部は出し切ってくれません。

中医学では、「実」とか「虚」とかというふうな言い方をしますけれども、われわれが実の状態のとき、つまりヴァイタル・フォースが漲《みなぎ》って充実しているときには、ディスターバンスのエネルギーを、余すところなくちゃんと出してくれるわけですけれども、何らかの理由によって、虚の状態、つまりわれわれのヴァイタル・フォースが充実していない時には、それをちゃんと全部は出し切れないわけです。

ちょうどたとえば、テニスのボールが、新しい時には充実していますから、地面にバーンとぶつかっても、またちゃんとパーンと跳《は》ね返ってくるけれども、だんだん使い込んで、しわしわの状態というか、虚の状態になってくると、ちゃんと跳ね返ってくれなくなりますよね。いくらかは跳ね返ってくれます。ですから、いくらかは、ディスターバンスのエネルギーも出て行くのですが、まだ進む。いくらか出るけれども全部は出しきれずにまだ進む。これが、病気がだんだん進んでいく状態なのです（図2）。

繰り返し申しますが、ホメオパシーのレメディーというものは、「似た苦しみ」、「似た病」ですから、**「似た症状」を引き起こさせるもの**です。ですから、ある病の症状があったときに、それに似た症状像を持つレメディーを選んでいくわけですけれども、選んだレメディーというのは、言ってみれば、似た方向に、症状を跳ね返してくれるようなものであるわけです。そう

（図3）

レメディーの役割

- 似た方向に症状を跳ね返すレメディーを選択
- レメディーが「お迎え」に来て、病的エネルギーが抱き取られる
- Vital Forceが充実した状態に

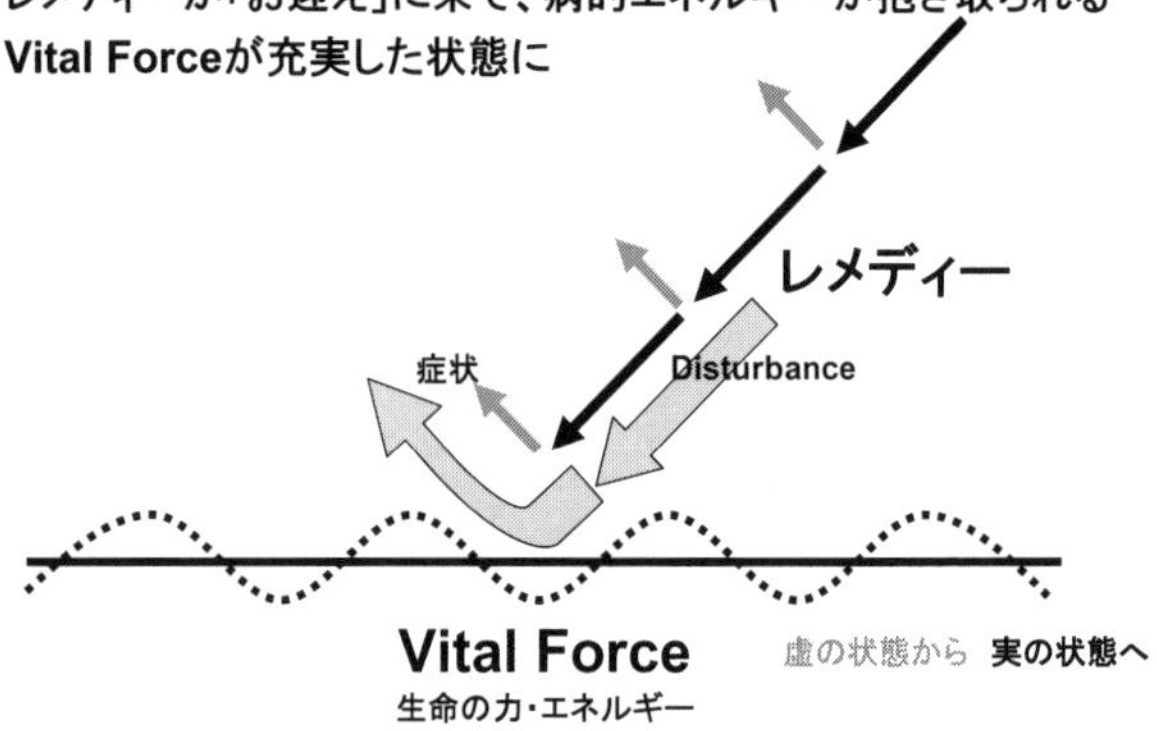

いうものがその時に合ったレメディーになるわけです。似たレメディーを選ぶということはそういうことです。

病気がどんどん進んでいったときに、ホメオパシーのレメディーを投与するとどんなふうになるかというと、その病気が進んでいこうとして、まだいくらか中に入っていこうとするものも含めて、ディスターバンスのエネルギーというものを一緒に出してくれるのです。

まだ病気が進んでいこうとするとき、いくらか症状として出しながらもまだ進もうとしているときにレメディーを投与しますと、このレメディーそのものが、そういう方向に症状として押し出そうとするものですから、まだ中に入っていこうとするものも含めて一緒に、ディスターバンスのエネルギーそのものを押し出してくれるのです（図３）。

「似たもの」なので、言ってみれば、レメディーがある種の「お迎え」に来てくれるのです。**「似たもの」なので、そこに近づいていって、「お迎え」をすることができる。**そして、ある種の乗り物のようなもの、そのレメディーという乗り物に、病のエネルギーが乗って、そして一緒に出て行く。そんなようなイメージです。

《理想的な治癒》

ホメオパシーでは、「**速やかに、優しく、そして永続的・持続的に本来の健康を取り戻すこと**」(Rapid, Gentle, and Permanent Restoration of the health) が理想的な治癒であると考えられています。

レメディーを投与すると、ディスターバンスそのものが出て行ってくれるので、これは当然「速やか」です。そして、そのディスターバンスのエネルギーに「お迎え」が来て、そしてそれに乗って自発的に出て行くわけですから、「優しい」です。

たとえば、便秘の人に下剤を飲ませると、確かに「速やか」ですよね。たいてい速やかです。ただしあまり優しくはないし、「永続的・持続的」でもないですね。

しかし、ディスターバンスのエネルギーそのものが出て行ってくれるなら、もはや症状として表現されなければならないようなエネルギーが残らないことになりますので、その治癒は、

「永続的・持続的」ということになります。

そして、この“Restoration of the health”の、レストレーション（restoration）というのは、「取り戻す」ということです。ヘルス（health）というのは、通常「健康」と訳されますね。実際にはもう少し意味が広くて「国家・社会の安寧」という意味もあるのですが、普通、「健康を取り戻す」というと、「病気になる前の健康な状態を取り戻す」というふうに一般的には考えますし、一応それで良いんです。一応それで良いんですけれども、本当はもっと深い意味があるんです。

言葉としては多少奇妙かもしれませんけれども、まだ生まれて一度も経験したことがないけれども、「本来の自分」というものが、何らか存在します。一度も経験したことがないけれども、本来の、本当の自分です。「健康を取り戻す」とは、そちらに向かっていくということなのです。

本来の、本当の自分について、真面目に考えていくと、だんだんこうなってきます。

たとえば、生まれながらにしていろんな障害というか、先天性と一般的に言われているさまざまな病気があって、そして生まれてからずっと病気だったという人もいるでしょう。「私は生まれてすぐに病気だったので、病気になる前の健康な状態というものがありません」、当然そういうふうに言われる方もいらっしゃると思います。けれども、本来の健康というのは、本当は、「病気になる前の自分」ということではなくて、「本当の自分自身」に、これは単なる身体的なものだけではなくて、**心も体も、「本当の自分」に、だんだん近づいていく**ということなのです。そういう方向性を持っているということです。これが、ホメオパシーでいう「理想的な治癒」であります。

《症状の意味を全うさせる》

ホメオパシーは、ただ単にレメディーを飲むことだけを言っているわけではありません。ホメオパシーというのは、その**症状の意味を全《まっと》うさせる**ということなのです。

ここで火傷《やけど》の例というのをよく出すんですが、みなさん火傷をしたらどうします？　火傷を一回もしたことがないという方はあまりいらっしゃらないと思うんです。何か台所仕事をされていると、たいていどこかを火傷します。

そうすると普通、ものの本とかには、「すぐに蛇口をひねって水で冷やしなさい」と出ています。これはこれで絶対いけないとは言いません。ただ問題があるんです。確かに、水に冷やしますと、表面の熱はさっとなくなりますよね。でも火傷の熱は表面だけにあるのではないんです。火傷の熱はその瞬間にもっと中に入っていきます。そして中に入ってしまった熱は、何とか外に出ようとします。

先ほど症状の意味を言いましたよね。ディスターバンスのエネルギー、火傷のエネルギー。

火傷の熱だって別に本当は入りたくて入ってきたわけではないわけです。やむを得ずわれわれの中に入ってきたわけです。本当はわれわれの中に入りたくて入ってきたわけではないのだけれども、たまたま縁によってそうなってしまった。ですからその火傷の熱にしても、その本来の場所はわたしたちの中ではないので、本当はそこから出たいわけです。そして本来の場所に帰っていこうとする。そして症状となって、何とか外に出て行こうとする。

そのときに、水に浸すということは、そこにフタをするということです。せっかく出ていこうとしているのに、その表にフタをしてしまって、そこだけ冷えるのだけれども、中にある、外に出なければならない熱は、フタをされてしまって出ることができない。冷たい水に浸しているときは気持ち良いですけれども、水から出したらジンジンしますね。それは、フタをされてしまったので、「出たいよ！　出たいよ！」とジンジンしているわけなんです。

では、ホメオパシー的にはどうするのか？　ぬるま湯に浸けます。体温よりは若干低い温度のぬるま湯につけますと、最初は間違いなく痛いです。最初は痛いので、「ちょっと熱すぎたかな」と思って、火傷をしてない方の手を入れると、全然熱くないわけです。最初は痛いですが、我慢してそのままつけておくと、だんだん痛くなくなります。

ぬるま湯というのは、ある種「似たもの」です。ある種熱ですから、フタをするのではなくて、ぬるま湯が呼び水となって、どんどんワーッと出してくれるので、最初は痛いのです。外に出たいという動きがもっと激しくなるわけですから、最初は痛いんですけれども、だんだん、出て行かなければならない火傷の熱がなくなってくる。そうすると、出て行くべきものがなくなってくるので、痛みもなくなってくるのです。

そして、大きな決定的な違いは、この方法によって火傷のときに対処をしたら、冷たい水に浸すよりも、はるかに火傷の痕《あと》が残りにくいということです。それは、冷たい水に浸してしまうと、その熱は出たいけれど出られないからです。「火傷の痕」とは、火傷の熱のエネルギーが、「出たいよ！　出たいよ！」と言っても出られないので、仕方なくいつまでも存在しているという表現なのです。存在をしている以上、表現されざるを得ない。それが「火傷の痕」として表現されるわけです。

それに対して、ぬるま湯につけたときは、どんどん火傷の熱が出て行ってくれるので、もはや火傷として表現される必要がなく、火傷の痕として残らないのです。

これは、単なる理屈ではないのです。今までにもたくさん例があります。この話を始めて、もう十年近くなりますけれど、私が聞いただけでも百人以上。みんなびっくりされるんです。「こんなことが起こり得るのか？」というくらい、すごくびっくりされます。今まで経験したことがないくらい、火傷の痕が残らないんですね。

たとえば、あるドクターがいて、癌の研究をしていらっしゃった。朝ちょっと寝坊しまして、昼から大事な実験があるというので、すごく急いで料理をした。フライパンで炒め物をして、テーブルに置いたつもりが、フライパンを自分の手の上に置いてしまったんです。そうしたら、ジューッと…、もうショックで手が麻痺してしまって、真っ赤に腫れて、呆然として、到底実験なんてできそうもないという感じだったんです。すぐに水に浸そうと思ったときに、何日か前に聞いた私の話を思い出して、ぬるま湯に浸けたんです。そうしたら、その瞬間は、最初はジュッと音がしたような、まるでフライパンに水を入れたような感じで結構痛くて、ちょっと熱過ぎたかなと思って、火傷していない方の手で触ると何でもないので、我慢していましたら、だんだん痛みが薄くなってくるわけです。もう20秒後には全く痛みがなくなってきて、そのまま10分近く浸けていたんです。その後にお湯から手を出したら、もう全く何ともないんですよ。実験も普通にできて、翌朝に見ても、何ともなっていなかった。

あともう一人、この方はとても気のいい、大阪のおばちゃんですけれど、ちょっとおっちょこちょいで、早とちりなんです。やはりこの方も火傷をされました。揚げ物をしていて、200度近い温度の油を、手に浴びてしまったんです。そのとき、やはり何日か前に聞いた話を思い出したのですが、彼女は「似たものが似たものを治すのだから、熱湯には熱湯」と思ってしまったんですね。かなり熱いお湯に火傷した手を突っ込んでしまったんです。すると、マンションの中に轟きわたるような声で「ギャー！」となったそうです。それはそうですよね。でももちろんずっと突っ込んでいられたわけじゃなくて、ものすごいスピードで出したり浸けたりを何回もして、そのたびごとにマンション中に轟きわたる声を出していたらしいのですが、通常、油は温度が高いから油による火傷は治りにくいのに、その後、全く何も痕が残らなかったと言うんです。もうその日から全く平気だったといいます。

多少荒療治というか、多少乱暴な話でしたが、みなさんも機会があればぜひ試してみてください（笑）。あるとき、わざと火傷してみたという人がいてびっくりしましたが、機会があったら試して頂きたいと思います。とても良いチャンスです。よくわかります。「へえ！　こんなことがあり得るんだなあ」と、びっくりされますから（笑）。

これはじつは昔から、フランスでもコックさんの間では常識になっていて、火傷をしたら、絶対に冷やさないのがいいんです。温かいお湯でずっと洗い物をするか、強火のバーナーをつけて、少し遠いところに手をかざしている。それが、コックさんの火傷の治し方なんです。

【Q】もし、火傷をした時に、そのまま冷やしも温めもせずに放っておいたら、その方が、冷やしたときよりは、ましな治り方をするんですか？

【A】まずどういう季節だったのかによって、ある程度違ってくると思います。たとえば、真夏の暑いときだったのか、真冬の寒いときだったのかによって違ってくるでしょう。それから、どのくらいの温度のどういう火傷をしたのかによっても変わってくると思いますが、難しいところです。つまり、水で冷やすと、とりあえず表面的な熱は取れます。表面といっても、多少は中まで入りますから、一応その熱は出て行くというか、本来は自ら出て行って欲しいんですけど、とりあえず、冷たいもので相殺される。慎重に答えないといけないのですが、何もしない場合に比べれば、冷やした方が、おそらく多少は良いだろうと思われます。たとえば、借金を放置しておくのと、とりあえずいくらかでも返済するのとでは違うように。それから、放置しておくとそれなりにまた中まで入ってしまうということがありますので、いくらかでも表面の熱を出してしまったほうが、放置するよりも多少はまだましだと思います。

ホメオパシー的なやり方だと、中のものまで外に出て行ってくれるということです。ですから全体としては、例外を除けば、放置が一番良くないだろうと思います。

《エネルギーのゆくえ》

【Q】もしその人に適したレメディーを飲んだとしたら、そのエネルギーはヴァイタル・フォースに作用して、すばらしい力を発揮してくれるということですが、もしその人に適していないレメディーを飲んだとしたら、そのエネルギーはどこへ消えてしまうのでしょうか？

何も変わらないように見えるけれど、実際はどうなのかなと思ったのですが。

【A】そういうことが気になるというのはとてもいいことです。何らか出て行かなければいけないエネルギーが出て行った後、そのエネルギーはどこへ行ってしまうのか？

それは、それなりにちゃんと答えというか、行き先があるんです。たとえば、それが何の反応もしなかった場合には、その「本来の場所」に還ってゆくというだけなんです。どんなエネルギーも、結局は、その「本来の場所」に還ってゆくんです。

これは「本来の場所」としか言いようがないんです。どこかの住所みたいに、「何県の何市のどこ」とか、そういうふうに言えるものではないんですが、**「本来の場所」というものがあって、「そこに還ってゆく」としか言いようがない**のです。

たとえば、ライコポディウム（苔スギ・ヒゲノカズラ）という植物のレメディーを飲んだけれども何も起こらなかったとき、どこに還ってゆくかというと、ライコポディウムのエネルギーの、ある種の場所のようなものが、この宇宙空間にはあるということです。そこに還ってゆくということなんです。

とても抽象的なんですけれども、そうとしか言いようがないんです。それはどこかに局在するというよりも、あちらこちらにあるわけで、どこかだけに集中しているわけではないのです。たとえば世界中にライコポディウムは生えています。世界中に無数のエイピス（ミツバチ）だっているわけです。ただし、たとえばライコポディウムの場合には、そのライコポディウムをライコポディウムたらしめる何らかの特質というかエネルギーというようなものがあるからこそ、それはライコポディウムになるわけです。そういうエネルギーの、ある種の層のようなものがあるんです。

その「層のようなもの」というのは、必ずしもどこかに局在しているとは限りません。わりと限定されているものもあります。たとえばある場所にしか生えないような木だとか、ある場所にしか棲《す》めないような虫ですとか、そういうものはある程度、空間的にも限定（エネルギー的限定）されているのですが、どこにもあるようなものについては、ただある種の「層のようなもの」があって、言わば「成仏」するとそこに還ってゆく、としか表現のしようがないのです。

「成仏する、しない」というのは、「その本来の場所にあるのかないのか」ということです。本来の場所になかったら、それは「成仏していない」ということなんです。

たとえば先ほどの火傷の熱もそうです。火傷の熱も、入りたくて入ってきているわけではないので出て行こうとしますね。たとえば、われわれが火傷をしてしまって、やむを得ず、火傷の熱が体内に入ってきたとします。しかし、熱はそこにいたいわけではないので、「本来の場所」に還ろうとして出て行こうとします。それはわれわれにとって都合が悪いから「出て行け」というわけではないんです。「出て行く」という言い方をしていますが、それはわかりやすく言っているだけであって、結局はそれが「本来の場所」にないので、還ってゆこうとしているだけなのです。しかし、そこでせき止めてしまうと、還ってゆけませんね。それを「成仏していない」というふうに呼んでいるわけです。

「成仏」という言葉も、あえて使っていますけれども、ピンからキリまでありまして、とにかく本来の場所にあれば、それをそういうふうに呼んでいるのです。「本来の場所」になければ、それは「成仏していない」ということです。

《トータルで考えることが大切》

【Q】私は生理痛がだいぶひどくて、日ごろいつも頭痛薬を一日に何回か飲んでいるのですが、今回はレメディーを試そうと思ったんです。でも、まったく効かないみたいで、まるで変化がないんです。それでいろいろ種類を変えてみたんですが、だめで、最後には頭痛薬を飲んじゃったんです。

【A】生理痛というのは、もちろんお気持ちとしては一番セルフケアでやりたいことだと思います。ただ残念ながら、実際には結構難しいのです。生理痛というのは、たとえばけがとか、狭い意味での急性症状とは違いますよね。つまり、ご自分の心身全体の循環の中から症状として表現されてくるものなので、じつはとても深いものなのです。「生理」というものをちゃんと考えてみるだけで、じつはとてつもなく深いものです。当然ながら人間の根源的なこと、また子どもを産むということと、さまざまな意味でものすごく深いところまで関わってくることの一つのサイクルなんです。とても日常的なことなのですが、その源というのはとても深いので、セルフケアでやりたいことではあるのですが、本当は簡単にできる範囲ではないのです。

ただ、セルフケアで何もできないというわけではありません。ですから、いろんなレメディーを飲んでみられるということはいいと思いますけれど、通常はなかなか効果が出ません。うまく効果が出たときには、ケロッと嘘のようによくなるということはありますが、これはなかなか難しいのです。

「効果が出やすいもの」というのは、「その人ならでは」の表現ではないようなことです。つまり、微細なレベルというのは「その人ならでは」の表現ということになってきますが、「粗っぽい」ものは、「その人ならでは」の特有な表現というわけでは必ずしもないのです。

たとえば、簡単に言いますと、もし誰かが私の頭をバットでバーンと殴ったとします。そうするとけがをして、血が出て痛いです。これは私だけの特有な表現かというと、そんなことはなくて、誰でもバットで殴ったらたいてい同じようなことが起きますよね。そういうことを「粗っぽいエネルギー」という言い方をします。英語ではcoarse（粗い）と言いますが、それに対してsubtle（微妙な・微細な）と表現します。

「粗っぽいエネルギー」とは、何に対してもだいたい同じような症状を起こすことができるようなエネルギー、ということです。たとえば、バットで殴ればけがをするとか。またたとえば、人からものすごく侮辱されたとすると、たいてい似たような気持ちになります。侮辱されればされるほどうれしいという人はあまりいないわけで（笑）、人を侮辱するというのは、目に見えない言葉という形ではありますけれども、同じような形で心に非常に深い傷を残します。

このように、誰に対してもだいたい共通したような症状を起こしうるようなものを「粗いエネルギー」というわけです。

それに対して、たとえば、ほんの少しでもドアが開いていたら、もうそれだけで体の調子が悪くなるという人も中にはいるわけです。すきま風に異常なほど敏感であるとか。また、黄色いものを見ただけで病気になるとか、そういう人も、もしかしたらいるかもしれない。しかし、誰でも黄色いものを見たら具合が悪くなったり、ちょっとだけすきまがあいていたら病気になったりするというわけではないですよね。人によっては、ドアがちょっと開いていて、風通しがあったほうが良いという人もいますから。

つまり、人によって個人差がすごくあるというか、それに対して、一人一人の反応の仕方がばらばらである、そういうものが「微細なエネルギー」のイメージです。

「生理痛」という表現の仕方は共通していても、その生理痛がどのような循環・プロセスからくるのかは、人によってみんな違うわけです。そのプロセスの全体を、レメディーの症状像が含んでいればいるほど、より持続的にそれが作用してくるということになるのです。

つまり、どんな症状にもみんな理由があって、ある意味では、生理痛を起こすことでバランスをとっているわけです。どんなことも、ある種のバランスをとるように、それが起こっているのです。ですから、トータルで考える必要があります。そういう意味では、実際にはなかなか判断は難しいところなのです。

《症状のぶり返し》

【Q】ホメオパシーで、一度、徹底的に治したとします。そうすると、もう同じ症状は出ないと考えてよろしいのでしょうか。

【A】これは、人間存在について、深く考える必要があるご質問ですね。

仮に、ある方が何かを反省したとします。そして、「もう二度と、これはしないようにしよう」と深く決意したとします。そうしますと、それまでのパターンとはもちろん変わってきます。そして実際に一生の間、二度とそれが起こらないということも、もちろんあります。また、当分の間、五年くらいの間は起こらなかったのですが、どこかでまた、少しそういう感じが戻ってきて、少しだけ同じことをしてしまったとします。そしてそのとき、またすごく後悔をして、「ああ！　もうこんなこと絶対やめよう！」といって、それからはもう二度としないということもあります。

ですから人間は、いったん何かがうまく解決をして、それがそのままもう二度と起こらない時もありますが、一時的に少しぶり返すということも、人間ですからもちろんあり得るのです。ですから、そういうことも「あり得る」ということを頭の中に入れておく必要があります。

そして、またそういうことが起こったとき、昔と全く同じことが全く同じ形で起こるかというと、そんなことはないわけです。

これは、レメディーを飲んで良くなったときも同じです。すごく良くなって、当分おさまっていたとします。でもその人をかき立てるような何かのきっかけが起こったときに、ずっと昔に終わったと思っていた症状が一時的にぶり返すこともあり得ます。

しかし、これは全く同じことが起こっているわけではありません。そして、そのときにはいろいろな対処方法がありますので心配はいりません。

まず一番良いのは、ホメオパスのところに行くことです。でも何らかの事情ですぐには行けないとき、たとえば遠くに転勤したとか、そういうときには、前にそのホメオパスに処方してもらったレメディーを一回だけ飲んでみます。そうしますと、たいていそれで治まります。もしそれで治まらないときには、やはり連絡をとってホメオパスと会う必要があります。そのときには、前の時とは違う何かが起こっている可能性があります。

どういうことがあり得るのかは、個々のケースによって違いますので、専門のホメオパスに見てもらう必要があると思います。そういう「ぶり返し」は、たまに来ることがありますが、たいてい大事には至らないものです。

《治癒するときの感覚》

【Q】「ありがたくない形」で症状として出てきたものを、ホメオパシーによって治療して、それが治るときというのは、自分の中で解決した感じとか、すっきりした感じが自覚できるものなのでしょうか？

【A】そうですね。これは通常自覚できることの方が多いです。結局は、何らかそれまで閉じ込められていた世界から違う世界の中に入ってくるわけなので、そこで何らかの気づきが起こってくることは非常に多いです。

ただ必ずしもそういう明確な感覚があるとは限りません。それでもフッと気がついたら「ずいぶんと違うなあ」と思ったり、人から「ずいぶん変わったね」と言われたけれども、自分では全然気づいてはいなかったとか、そういうことはよく起こり得ることです。たいてい周りが気がつきますから、何人かに言われるとやはりそれなりに自分でも考えたりします。通常その違いというのは、けっこう顕著です。

今、そのご質問をされた理由といいますか、何らか深い理由というのがおありのように思ったのですけれども……。

【Q】私も個人的にセッションを受けていまして、最初にホメオパスの方とお話させていただくなかで、自分の症状というものが次第に明らかになってきて、それがだいぶ出てきたかなというところで、また新しく皮膚の症状が出てきました。ホメオパシーの本の中で、皮膚の症状というのは一番最後に出てくると書いてありました。中からさまざまな問題がいろいろと出てきたあと、最後に噴出してくるので出させなければならないんだな、と自分の中で思っていたんですけど、なぜこういう症状が出てくるのか、なかなか理解できませんでした。

特に気づきというものもありませんでした。皮膚が最後に良くなっていくのであれば、もしかして気づきが出て来るのかなあという期待と、気づきがないということは、本質的には治れないのかな、という不安があったものですから質問いたしました。

【A】なるほど、そういうことだったのですね。今申し上げたように、気づきが自覚的に明確な場合もあれば、本質的な治癒が起こっているにもかかわらず、自覚的には捕えられない場合もあります。またその気づきの感覚も、必ずしも言葉で表現できるとは限りませんし、もちろんその気づきについて、いわゆる気の利いた言葉で表現する必要もまったくないわけです。その感覚は必ずしも言葉で捕まえられるとは限りません。

また人間は、いわゆる「これ以上良くなる余地がないぐらい良くなる」ということはあり得ないのです。デコボコが全くなくなって、完全な円《まる》そのものになるということはあり得ないのです。そうなったらもう人間ではありません(笑)。

いろんな変化が大きく起こって、何か一つのことが終わるとします。そしたら「それでおしまい」というわけではないのです。言ってみれば、その「終わる」というのは「一つの人生の終わり」なのです。それでそこからまた新しい人生が始まってゆきます。新しい人生の中では、またそれなりに何らかの課題があるわけです。一つの課題、大きな課題が終わったからといって、あらゆる課題から解放されるわけではなくて、よりすばらしくなる、新たな旅が始まるわけです。

大きな課題にフォーカスしていた時はあまり問題にはならなかったことが、その課題が終わったとき、今までは問題にならなかったことが今度は問題になり、新たな課題として表面化することになります。人生はその連続であるわけです。

また、確かに内側から変化が始まってだんだん外側に出てくる。最終的には皮膚の症状が出て、それで終わるということが多いわけですけれども、ただ、今申し上げたように、それは「一つの終わり」であって、その人の課題がすべてなくなったというわけではありません。少し時間をおいた後、次の段階に進む準備が整ってきたところで、次に解決すべき課題を、さまざまな症状が教えてくれるということが、また起きてくるということです。

《治癒の方向性の法則》

今、治癒に向かっているときは、内側から外側に症状が出てくる、というお話をしました。これは「**治癒の方向性の法則**」、またその発見者とされる、コンスタンティン・ヘリングの名前を取って、「**ヘリングの法則**」とも呼ばれています。ヘリングはハーネマンの愛弟子で、アメリカホメオパシーの父と呼ばれています。この法則は、ホメオパシーでは極めて重要な法則で、臨床的にはほとんど唯一の法則、唯一の羅針盤と言っても過言ではないくらい重要な法則です。ですから、皆さんにとっても本当に重要です。

先ほど、症状は決して諦めずにエスカレートさせながら訴え続ける、というお話をしました。ヴァイタル・フォースが、解決をする必要がある問題がありますよ、ということを懸命に訴えているのに、その訴えを無視し続けていると、症状はより重篤な方向に進んでくるという話でした。ここまではわかりますね。

何かの問題がある、ということを表現しようとする時、最初は何とか表層的、表面的なところで解決しようとします。代表的には皮膚の症状ですね。そして「やむを得ず」症状が次第にエスカレートするのは、「外側から内側へ」「より重要ではない器官から、より重要な器官へ」「下から上へ」「身体から心へ」という方向です。いろいろな表現をしましたが、同じことを表しています。

そして、本質的な治癒が始まる時、その方向は逆転します。その方向が逆転することが、本質的な治癒である証であるとも言えます。つまり、**症状が「内側から外側へ」「より重要な器官から、より重要でない器官へ」「上から下へ」「心から身体へ」「最初に出た症状**（外側の症状）**が最後に治り、最後に出た症状**（内側の症状）**が最初に治る」ということになります。**これが、「治癒の方向性の法則」です。

基本的にこのような方向に症状が向かっているならば、基本的に良い兆候であり、そうではない方向であれば、何が本当に起こっているのかを吟味する必要があります。ただし、これには専門的な勉強とトレーニングが必要になります。

《治癒が始まるところ》

【Q】唇にヘルペスができて、ナット・ムールとセピアを摂ってみたんですけど、あまり変化がありませんでした。もしもレメディーがすごく合ったときというのは、その症状はすぐになくなったりするのでしょうか？

【A】レメディーをとって良くならない場合、大きく二つの可能性があります。まずはそのレメディーが合っていなかったということです。これはまず第一の大きな可能性です。それからもう一つは、もしレメディーが合っていたとしても、最初にヘルペスが良くなるとは限らないということです。

「何が起こるか」というのは、「何が良くなって欲しい」という人間の都合が決定するわけではありません。その人の全体とレメディーの相互作用の反応で決まる、つまり**本質的に最も重要なこと、最初に起こらなければならないことが最初に起こってくる**のです。そして「何が最も重要な課題なのか」ということを、自分で気がついていることは、むしろほとんどありません。

何が最も重要な課題なのかは人によります。大きな精神的な傾向の場合ももちろん多々ありますし、またたとえばこういうこともよくあるんです。腰にちょっとした痛みがあって、レメディーを飲んだけれども全然効かなかった。でもそれからしばらく経ってみると、「そういえば最近ずいぶん階段上るのが楽だな」となる。じつは心臓があまり良くなかったのだけど、まず心臓がずいぶん良くなった。そしてその後、腰痛が治った。つまり、腰痛よりも、通常は心臓の方がずっと大事なので、心臓に先に作用して、そしてそれが良くなった後、腰痛が良くなった、こういうことは結構あります。

その人にとっては、心臓を良くしようと思ってレメディーを飲んだわけではないので、心臓は無関係だと思っていることが多いものです。たとえば頭が痛かったらそれに対するお薬を飲むという感覚が一般的なものですから、レメディーを飲む場合でも、どうしてもその観念から抜けられないのです。どうしてもそこだけに着目してしまいます。けれどもより重要なところに何らか治癒的変化が起こった後、いつの間にかヘルペスが良くなっていたということがよくあります。

ですからその可能性と、レメディーが違っていた場合とがあります。ヘルペスは、皮膚という表面に出てくる問題ではありますけれども、湿疹とは意味が大きく違います。たいていは根が深いです。つまりその人の全体性というものをカバーする必要が、通常あるということです。

ですから、セルフケアで何もできないわけではありませんし、ヘルペスという症状として出てきやすいレメディーもそれなりには確かにあるのですが、通常は、数百とか数千ぐらいの中からぴったりのレメディーを専門家が選ぶ必要があるのです。

どちらが起こっているのかわからないですけど、もしヘルペス以外に、ご自身の中のいろいろなところを、心と体を全体によく眺めてみて、何らか「そういえば今までは、このこととレメディーを飲んだことは何も結びつかなかったけれども、これは結構変わってきたな」ということがもしあるならば、そういうことかもしれません。

《治癒に伴って起こりうること》

【Q】持っているレメディーの中で、自分に合うようなレメディーを選んで飲んでみたら、すごく反応があって、すごく良くなったんです。しかしその後、生理が来たときに、今までにない生理痛で、感情もすごく激しくなったりして、普段はそんなことはないのですが、多分自分の何かが治ったためにそれが出てきたと思うのですが、あまりにひどかったので、生理痛に効くレメディーなどを、また飲んでみたんです。そのときに思ったのが、たとえば自分の内面的なものが、レメディーを飲んで良くなったということは、何か治癒されているということですよね。自分を治すために出ている症状を、また他のレメディーで治すっていう考え方は、どうなのでしょうか？

【A】こういう状況は、よく起こり得ることです。何らか反応したときには、次の生理に大きな変化が起こるということが、よくあります。特に何らか内的な変化が起こった時というのは、ある種の「排出」のようなものでもありますから、生理を通じて流れていくことがあるのです。

また心の状態とホルモンとは深い相関関係があります。心の状態がホルモンに影響し、またホルモンもまた心に作用します。どちらもお互いに影響を与えますが、最終的には心が始まりです。心の変容がホルモンに作用し、次の生理の時に、今までなかったような大きな変化が起こるということがよくあります。通常は一回、長くて二回くらいで、その後はまたもとに戻ることが多いようです。

先ほどのご質問は、それに対してレメディーを飲んでしまったことはどうなのか、ということですね。これは難しいんですけれど、いろんな言い方ができます。たとえば「せっかく出てきたものをそれによって、ある種、抑えようとする」というのも一つです。このあたりは専門的にさまざまな議論があるところなのですが、**ホメオパシー的抑圧**という言葉を使い、それは非常に良くないと言われる方もいらっしゃいます。ホメオパシーのレメディーであろうと使い方によっては抑圧する、そしてそれは深いところにいく抑圧なので、非常によろしくないというわけです。もちろんそれはそれでよくわかりますし、希釈率の高いものを頻繁に使うやり方をされる場合、抑圧はないとは言えないところもあるのですが、とても難しいところです。

本当は、ホメオパシーのレメディーの本質は、抑圧することではなく、結局は「全うさせる」ということになってくるわけなのですけれども、その人の心の中は、やっぱり「この症状は困ったからどうにかなくなってもらいたい」というふうに、鎮痛薬を飲むのとあまり変わらないような気持ちで飲んだりすることが多いと思うんです。

それは本質的かどうかと言えば、確かに本質的とは言えないものかもしれませんが、そこはやはり、生身の人間のことです。耐えられないくらいの痛みでも、ただ「耐えなさい」と言って済むわけでもありません。耐えられる程度なら、できれば耐えたほうがいいこともありますけれども、そこでレメディーを飲んだからといって、起こるべきことが突然起こらなくなるというわけでもないのです。「どんどん飲んでください」とは申しませんけれども、それはそれであまり気に病まれる必要はないと思います。

そしてもし何らか、たとえば排出されるべきものが多少途中で終わることがあったとしても、それでその後どうしようもないというわけではなく、その後にもいろいろなことができます。ですから、あまり心配される必要はありません。

これから先、また「どうしたらいいんだろう？」と道に迷われるということがあるでしょう。特に自分に起こると、どんなに理屈でわかっていてもパニックになったりしやすいので、そういうときには、やはり専門的な処方を受けたほうがいいと思います。

第2章　ホメオパシーと現代

1　ホメオパシーと現代医療

《ホメオパシーの現状》

現在、ホメオパシーは、世界的にどうなっているのかということについて、簡単にお話をしたいと思います。

ホメオパシーは、約二百年くらいの歴史がありますけれども、詳しい歴史はさておき、まずイギリスでは、一八五〇年くらいに初めてホメオパシーが入ってきたのですが、最初からすぐに、いわゆる上流階級、王室とか貴族階級に大きな信用を得まして、すぐに、王室の主治医がすべてホメオパス医師になるなどして、現在に至っております。ですから現在のエリザベス女王の主治医は、もちろん初めからホメオパス医師ですけれども、今も女王は非常に健康で、また長寿ですね。現在三人目のホメオパス医師にかかっております。

そして一九五三年に、日本でいえば国民健康保険にあたるＮＨＳ（National Health Service）という制度が発足しました。イギリスでは基本的に、このサービスにかかると医療費が無料なんですけれども、その発足当初から、現代医療と並んで、ホメオパシーは保険の適用対象になっています。現在はホメオパシーだけではなくて、さまざまないわゆる代替《だいたい》医療（イギリスでは「代替医療」という言葉はあまり好まず「補完医療」と言っています）が保険の適用対象になっていますが、ホメオパシーは最初から保険が適用されました。

それからフランスは、世界のいわゆる先進国の中では最もホメオパシーがさかんな国ですが、すべての薬剤を含めてその約三割がホメオパシーのレメディーです。全薬剤の三割ということですから、フランスの薬局には、どこに行っても必ずホメオパシーのレメディーが並んでいるのです。そのように、非常に広まっている国です

それから、他のヨーロッパ諸国もさかんです。これは国によっても違いますが、国民保険の対象となる国が増えています。

アメリカは、ここ十五年くらいの間に、ホメオパシーの需要が、トータルの経済的な規模で約百倍に増えています。アメリカは、かつてホメオパシーが非常にさかんだった国で、いったんは衰退してしまいますけれども、今はまた非常にさかんになっています。

また南米では、非常に高いレベルのホメオパシーが昔から行われており、さらに安価ということもあって、ホメオパシーが世界的に衰退した時も、インドと並んであまり影響されずに、高い水準を保って、現在でも行われております。

インドでは、ホメオパシーは現代医学と同じような地位を持っておりまして、教育レベルが

非常に高いです。インドと言いますと、アーユルヴェーダをすぐに思い浮かべられると思います。もちろんアーユルヴェーダもそれなりにさかんなのですけれども、実際のインドでは、現代医療とホメオパシーが二つの大きな柱になっていて、六年〜七年のフルタイムで、非常に集中的な教育が行われているのだそうです。

日本に最初に「ホメオパシー」という言葉が入ったのは、じつは、明治よりもっと前の江戸時代です。「ホメオパシー」とか「ハーネマン」という言葉も、当時オランダと貿易をしていた関係で、オランダ経由で入ってきています。また、一九〇五年くらいには、横浜で10人くらいのホメオパスの医師たちが(これは日本人ではなくイギリス人が中心になっていたようですが)、活躍していたという記録もあります。十年近く前、私どもが日本で、ホメオパシーを始めたころから、ようやく本格的なホメオパシーへの関心が広く出てきたという感じです。

《ホメオパシーの発展と衰退》

前章でもお話ししましたように、ハーネマンは二百年くらい前に、マラリアとキナの皮から、ホメオパシーの原理を発見しました。一七九〇年代末にホメオパシーが誕生いたしましたけれども、ちょうどその当時、一八〇〇年くらいから一八三〇年くらいまでは、ナポレオンの時代でした。ナポレオンのイタリア遠征の時に、さまざまな風土病が流行ったのですが、そのときにホメオパシーが大活躍をいたしまして、チフスでホメオパシーの病院に入院した人の死亡率はゼロだったという、そういう驚くべき統計もありました。そのとき、当時のいわゆる正統医療の病院では、死亡率が六〇パーセントを超えていたと言われています。

一八五三年には、イギリス全土で大きなコレラの流行がありました。この時、ホメオパシーの病院での死亡率は一六パーセントで、いわゆる正統医療の病院では、死亡率は五二パーセントと、死亡率が三分の一以下だったという統計もあって、ホメオパシーは、一八〇〇年代には、ものすごく発展しました。

アメリカでも非常に発展して、アメリカの医師の三分の一近くは、ホメオパシーを扱っていたとも言われています。そして一九〇〇年くらいには、ホメオパシー専門の医科大学が、アメリカ全土で五〇近くもあったと言われています。そういう時代があったのですけれども、それが、一九二〇〜三〇年になったときに、アメリカでのホメオパシー大学は、じつはゼロになりました。激減したわけです。そしてホメオパシーは、非常に没落していったのです。

《現代医学の発展》

どうして、ホメオパシーが衰退していったかということですけれども、一番大きな理由というのは、現代医療のそれなりの発展です。

最初にお話ししましたように、ハーネマンの時代の医療の中心は、瀉血でした。確かに瀉血が必要な人はいるのですが、問題は何でもかんでも瀉血していたことでした。一八五〇年くらいまでの医療は、ある意味非常に野蛮なものでした。何の根拠もない非現実的な医療が多かったのです。その中で、いわゆる正統医学は、それなりに大きな発展をしたのです。

非常に大きなきっかけとなったのは、やはりなんといっても、パスツールとコッホに始まる病原菌の発見です。これはものすごく大きなことでした。それまでは、「病気というものは、悪い血液によって起こる」という抽象的な概念でしたので、何だかわかるようなわからないようなものですが、病原菌というものが発見されるとなると、これはものすごくわかりやすいわけです。

「病気」が抽象的な概念ではなく、「病原菌」という、極めてわかりやすい具体的なものになってきたわけです。要するに、病原菌という悪いやつがいて、その悪いやつがいろいろ悪さをするから病気になる。だからその悪いやつを退治してしまえば、病気は治る、というわけです。すごくわかりやすいですね。誰でもわかる。赤ちゃんでもわかる。まあ赤ちゃんはわからないかもしれないけれども、「とにかく悪いやつがいて、そいつを倒せば病気は治るんだ」、こんな単純な話はないですね。ですから非常に説得力を持っています。そして、しかも顕微鏡で見えるわけです。そういう意味で、現代医学は非常に発展しました。

それに対して、ホメオパシーは何の進歩もないように見えました。ハーネマンがそれを打ち立ててから百年の間、ホメオパシーは、ほとんど何の進歩もしていないように見えたわけです。患者さんと話をして、その人の症状の全体像と最も似たレメディーを選ぶ。別に機械を使うわけでもない。検査をするわけでもない。ただ話を聞いて、そして本をペラペラめくって調べて、「うん、このレメディーが良い」と。現代医学的な華々しい発展から比べると、何の進歩も発展もない昔の医療。そういうふうなイメージになっていったわけです。実際にはホメオパシーは人間の真実に基づく普遍的な医療で、極めて先進的な医療でもあるのですが、見かけ上はそう見えたのです。

そしてその間に現代医学は、抗生物質を発見しました。これは「魔法の弾丸」と言われて、どんな病原菌も退治してしまう。実際には細菌だけを大量に殺すわけですが、抗生物質ができて、それまで手の施しようがなかったような、いろんな感染症ですとか、そういったものに対してすばらしい効果があって、そしてまたいろいろな現代医学的な発展があり、「人類はいつか、あらゆる病を征服することが出来るであろう」という、そういうふうな夢を見ることが出来た時代というものもあったわけです。今でも、そういうことを思っている人はいます。「人類は病気を征服できるだろう」、そういうことが言われてから、実は、もう随分となるわけです。何十年も経つわけです。

《現代医療は慢性病を克服できない？》

何十年も経って、「現代医療は何が本当にできるのか」ということを、もう一回冷静に見直した時、まず、救急医療に関しては、それなりにすばらしい発展をしています。必ずしもあらゆることがすばらしいと言っているわけではありませんし、もっとすばらしいことも出来るはずなんだけれども、でも全体として、救急医療に関しては、とにかく何が何でもとりあえず生かしておいて、また一時的に失われている機能を代替して、本来の状態に戻ることを待つ。まあ、本来の状態に戻ることが出来るかどうかは別として、とにかく何とか生かしておくということに関しては、かなりすばらしいことが出来ます。

では感染症に関してはどうなのか。感染症に関して、確かに抗生物質、予防接種、その他によって、すばらしいことが出来ているというふうに考える人も、もちろんたくさんいます。そしてその人たちが、すばらしいことが出来ていると考える根拠というものも、その人たちなりにあるということもわかります。たとえば、さまざまな予防接種だとか、抗生物質によって感染症がピタッと良くなったとか、病気が流行《はや》らなくなったとか、そういうふうなことを言う人たちももちろんいます。

しかしもしかすると、感染症が激減したのは、必ずしも抗生物質や予防接種のおかげではなくて、公衆衛生の劇的な発達だったのかもしれません。これは、また別の説得力のある統計がさまざまあります。たとえば、予防接種をいろいろな地域で行っています。いわゆる先進国ではない国で、予防接種と、それから衛生の向上、この二つの観点から感染症を減少させようとしているわけですけれども、社会学の立場からは、予防接種は、感染症撲滅にほとんど何の役にも立っていないという統計があります。どういうことかというと、公衆衛生を改善した国では、予防接種を行っているいないにかかわらず、感染症が激減している。しかし、公衆衛生の整備をしていない国では、予防接種をいくらしても感染症があまり減っていない。そういう統計が、社会学の立場からはあるのです。ですから、別の立場からは別の意見もありますし、正直なところベストな方法とはほど遠いのですが、感染症に関しては一応、病原菌が特定できていて、それなりに成果を上げています。

では、いわゆる慢性病に関してはどうなのかということです。慢性病には、たとえば心臓病とか、糖尿病とか、女性のさまざまな特有の症状とか、ありとあらゆるさまざまなことがあります。たとえば、子宮筋腫にしても、今どんどん増えてきていて、統計の取り方によってばらつきがありますが、成人女性の二割から四割くらいいらっしゃるそうですし、子宮内膜症とか、生理の不順とか、不妊とか、いろいろありますね。

そういうことに対して、現代医療は何ができるのか？　もちろん何かはしています。でもそれが本当に、われわれが常識的に考えるような意味での治癒なのかどうか。実際には、現代医学は、残念ながら慢性病に関しては、本当に治癒と言えるようなことはほとんど何もできていませんもちろん何かはするのです。何かはするのですが、それが「治癒」と呼べるようなものなのかというと、残念ながら治癒と呼べるものはほとんど何もない。たとえば、糖尿病になって最初に言われることは、「これは一生治らないので、糖尿病と共に生きることを考えましょう」ということです。一生治らない。でもまあ、それとうまく付き合っていきましょう、というようなことを言われる。

糖尿病でもいろんなタイプの糖尿病がありますけれども、I型糖尿病は、膵臓《すいぞう》のランゲルハンス島でインスリンを分泌しているβ細胞が死滅して、血糖を下げるホルモンであるインスリンが、ほとんど分泌されなくなるため血中の糖が異常に増加する病気で、自分でインスリンを分泌できないので、インスリンを投与するわけです。

本来の治癒というのは、自分でインスリンを分泌できるようになるということですね。しかし、インスリンをそこで投与すると、ますます自分で分泌しなくていいということになるわけです。体のほうは、ある種怠けていいということになります。そうすればするほど、本来の本質的治癒からは遠ざかっていくということになるわけです。もちろん、分泌できなくなったものをそのままほったらかしておくと、その人は死んでしまいますので、他の根本的な治療法がなかったら、もうインスリンを注射するしかないわけです。他に本当になかったら、仕方ないですよね。しかし、問題は本当に他にないのかということです。

現代医学的にはI型、II型と分けていて、II型はまだインスリンをある程度分泌できてはいるものの不足している場合や、インスリンを分泌はしているけれども、それに対して抵抗性があって、インスリンが機能できない場合がありますが、基本的な大筋は同じです。

また、生理が不順、もしくは生理が起こらないという方が結構いらっしゃいますね。これも同じで、その時にはホルモンを入れると生理が起こりますよね。それでも起こらない人も中にはいらっしゃいますが、大抵は起こります。でもそうなると、どんどん自分で起こす必要がなくなってくるわけです。本来、治癒というのは、**自分でちゃんと起こせるようになることを治癒と呼ぶ**わけですけれども、どんどん起こせなくなる方向にいってしまいます。

子宮筋腫にしても、病院で出来ることは非常に限られていますよね。とにかく、大きくなったら途中でホルモン剤とか、さまざまなことはやりますけれど、結局はだめなんですね。結局は大きくなったらそれを手術して切る。しかし、どうして子宮筋腫が出来てしまうのかという、その原因、理由は解決していないので、当然また出来てくるわけです。それで、また切る。そしてある程度年齢がいったり、また年齢がいかなくても、医師によっては、「もう子どもを産まないんだったら、子宮を取っちゃいましょう」と言われる。そして、それが「根治」だと言うわけです。その臓器をとってしまうことをもって「根治」だと言う。これにはもうびっくりして唖然とするしかありません。

通常われわれが「根治」という言葉を目にしたときにイメージする根治とは「根本的に治る」ということですから、根本的治癒というのは本当は一つしかないはずなんです。たとえば子宮筋腫だったら子宮筋腫が起こらないようになること。たとえば生理不順が起こらないようになること、糖尿病が起こらないようになること。それが「根本的な治癒」なのですが、ただ単純にその臓器を取ってしまう。それを「根治」と呼ぶ。びっくりする名前の付け方ですよね。

つまり現代医療では、そのような病に対して、ちゃんと正面からその本質に基づく方法がないというか、基づけないと申しますか、現代医学的な手法では原理的に不可能なのです。

《病気の本質を考える》

たとえば先ほどの感染症の場合は、一応、病原菌といわれるものがいて抗生物質と予防接種がそれをやっつける。本当はこれは一番本質的な方法とはほど遠いです。つまりそれをやっつけることによって、いろんな他の問題、耐性菌の問題や鳥インフルエンザなどの新たな病も起こってきますし、予防接種にしてもたくさん問題があるんですけれども、まあ一応そういう病原菌といわれるものがわかりやすく存在します。要するに「悪い敵」というか、「病気を起こすやつ」が、自分のいわゆる「外」にいて、それをやっつける。

けれども、いわゆる慢性病は、わかりやすい「○○菌」というものがいるわけではありません。たとえば「不妊症菌」とか、「糖尿病菌」とか、「子宮内膜症菌」とか、そんなのは聞いたことないでしょう。本当は病原菌は「悪いやつ」でも何でもないのですけれども、とにかくそういうわかりやすい「悪いやつ」、われわれが通常考える「悪い敵」がいて、そいつをやっつければ良いという、そういう単純な、単細胞的なやり方では慢性病は全く歯が立たない。

なぜかというと、**慢性病というのは、われわれの存在のあり方、われわれ自体が作っている病である**からなんです。非常に微細なレベルから、われわれ自身が、何らかの理由によって、何かに適応するように、自分自身を何らか適応させようとして、変化させてきて、そしてそこから出来てきた病なので、非常に根源的な、とても深いところにその病の本質というものがあるということです。

たとえばアレルギーという現象は、元をたどればとてもありがたいものです。つまり免疫機能ですね。いわゆる「自分」と「自分でないもの」、「自己」と「非自己」と呼んでいますけれども、免疫というものは、いわゆる「自己」が、「非自己」を認識して、攻撃して、排除する。ですからわれわれにとって都合の悪い、さまざまな病原菌を退治してくれて、とてもありがたいことをしてくれている機能です。

アレルギーは「アロ」（異なるもの）という言葉から来ています。つまり「自分とは異なるもの」に対して過剰に反応することです。異なるものを敵として見なすわけですから、たとえば、花粉症にしても、さまざまなアレルギーにしても、抗原、アレルゲンと言われるものは、金属でも何であっても、そういったものにいちいち「全部出て行け！」と反応する。そのように、ある種暴走しているわけです。免疫システムというものが、われわれにとってちょうどいい範囲でうまくおさまってくれてうまく機能するのではなくて、何らかある種暴走しているわけです。

でも元々、これは免疫反応から来ていますよね。そして、そのアレルギー反応を抑えようとするということは、免疫反応そのものを抑えようということにしかならないわけです。そうしますと、これは大変なことになってしまうわけです。

免疫を抑えるステロイド薬などを使うと、われわれの免疫のネットワークというものを、ばらばらに切断するわけです。確かにネットワークが切断されますと、反応は起こらなくなります。でもその反応が起こらなくなるといっても、免疫ネットワークそのものを切断しているわけですから、これはじつは大変な事態です。そこからより大きな病気に発展していくということが知られているわけです。

ステロイド剤を乱用するとどうなるか。さまざまな大きな病気に非常に罹《かか》りやすくなったりします。たとえば、「花粉症に注射を打つ」という人もいます。「花粉症に注射」、これはよく聞くことです。「花粉症は注射したらもう一発で治るよ」、「良い薬がある」と言うわけです。その注射なるものは、まずステロイド剤です。そうすると確かに花粉症は劇的に良くなったりするんです。でもじつは、大変なことをしているんです。これを過度に重ねますと、どんどん大きな重い病気に発展していかざるを得ない。しかし注射した瞬間に重病になるわけではないので、なかなかわからないんです。

アレルギーにしても、本来、われわれの生命を支えている、とても重要な大きなシステムの中の、何かがちょっとうまくいかなくて、何らかの不調和を起こしていて、われわれがアレルギーと呼んでいる状況が起こってきます。そのときに、ちょっと都合が悪いことが起こるからといって、システムそのものを破壊したらどうなりますか？

本来は、その不調和というものをちゃんと受け取って、そして、それをちゃんと根本的なところから治癒して、そしてもはやアレルギーという反応を起こさなくてもすむような、そういう健全な循環を取り戻してくれるようになれば、根本的なところから問題が解決され、アレルギーという症状もその存在を全うできて、無事に「成仏」できるわけなんです。

けれども現代医学は、そのような概念というか、そういう枠組みを持っていない。それは、そもそも「病とは何か」、「症状とは何か」ということについて、結局は正しい認識を持っていないということなんです。つまり、現代医療の場合には、症状というのは、基本的にただもう嫌なもの、撲滅すべきもの、ある種、敵なんです。症状は、とても良くないもの。症状が起きたら、それはただちに抑えなければいけない。言ってみれば、一般的なイメージとは逆に、道理に基づいているというよりも、本能的感情に基づいている、とさえ言えるかもしれません。

その「抑える」ということが、先ほど申し上げたように症状の意味をちゃんと「全う」して、ちゃんと解決をして、もはや症状として表現される必要がないので症状を起こさないという、そういう意味で症状が起こらなくなるのだったら良いのですが、そうではなくて、ただ単に耳をふさぐわけですね。喩えて言えば、そこで火事が起こっているのだけれども、目をつぶったら火事は見えなくなります。火事がそこにあっても、見なければ火事があることにはならない。それに近いわけなんです。そうすると、最初は小さな火事だったものが、その信号をちゃんとキャッチできなかった。そして必要な対処ができなかったために、もっと大きな火事になっていかざるを得ない、ということなんです。

未だに「現代医療は病気を征服できるであろう」と思っている人もいますけれども、何十年も経ってみて、この間の歩みというものが、本当に意味のある治癒の本質に近づいていっているのかどうかを考えると、非常にそこは疑わしい。そして「何かが根本的に、ものすごくおかしい」という感覚を持ってくる人たちが、だんだん増えてきたわけです。

それはじつは前からあったんですけれども、現代医学はそれなりの大きな説得力というものを持っていますから、「病原菌がこうなっていて、メカニズム（病気の作用機序）がこうこうこうなっていて、これが病気の全容なので、ここをこうすれば、ここをこう叩けば、ここを断ち切れば病気がなくなるんだ」というと、「なるほど、この病気ってそういうものだったんだ」と、すごくわかりやすい、そういう気になるわけです。そして「すると、この薬で良くなるんだな」と、われわれは中途半端に理解してしまうんです。しかし、実際にはなかなかそうはいかないのです。

《根治する病気は一つもない？》

『ホメオパシー医学への招待』（フレグランスジャーナル社）を書かれた松本丈二さんという方がいます。彼がコロンビア大学にいたときに、病気のメカニズムと治癒との関係についての授業があったそうです。講師は二〇〇四年にノーベル賞を取った、リチャード・アクセルです。

二〇〇〇年ごろのお話です。今も状況は全く変わっていないのですが、その当時で、だいたいメカニズムがわかっている病気が八〇種類くらいある。つまり「この病気というのは、これこれこういうところから始まって、この病原菌がこういう悪さをして、こういうふうな生化学的な異常を引き起こして、こういうふうな症状を引き起こす」という病気のマップ、そういうものが一応できている病気が、だいたい八〇種類くらいあると言うわけです。

病気のメカニズムというものがわかったら、その病気は治るって感じがしませんか？　メカニズムがわかった、「病気はこうやって起こって、こうなるんだ」ということがわかっているのだから、その病気のメカニズムのどこかを断ち切って攻撃すれば、もう病気は起こせないはずで、病気は治るだろうと思うわけです。さまざまな薬というのはたいてい、そういう目的で作られています。ところが、「病気の全容がわかっているその八〇種類の病気の中で、治る病気は一つもない」というのです。びっくりしますよね。病気のメカニズムはわかっているけれども、治る病気は一つもないというのです。

　じつは、これは当たり前のことなんです。最初はびっくりされるかもしれないですけれども、病気のメカニズムがわかっているといっても、必ずしも全部がわかっているわけではありません。われわれは、たとえば病原菌と症状というものが、どこかでだいたいつながったら、「わかっている」と思い込んでいるだけなのです。本当はさまざまな道があるのだけれど、その中の一部が「わかった」といってそこを遮断しても、まだわれわれが知らない経路をたどって発病したりすることも予想されますね。たとえばわれわれがどこかに行くための道が、土砂崩れなどで寸断されたらどうしますか？　どうしても行かなければいけないとしたら、どこかにバイパスを作るしかないですよね。ですから、最初はそれで症状が治まったように見えても、必ず何らかのバイパスを作ってしまうのです。それは、根本的なところを解決したわけではないからです。

　たとえば今、プロジェクターで何かをスクリーンに映しているとします。仮にプロジェクターが本当の病気の原因で、スクリーンに映ったものが症状だとします。症状を消したいと思ってプロジェクターの前に手をかざしますと、スクリーンの映像は消えますね（薬を投与すれば、このようにいったんは症状が消えるのです）。しかし、その手をどかしますと、またもとの映像が映りますよね（このように、いったん治ったなと思ってもそれは一時的な現象にすぎないわけです）。

　つまり、症状というものは、あくまでも表現に過ぎないのです。**病気の根源というものが解**

決されていなかったら、どんなに症状を抑圧したとしても、病気が良くなるわけではないということなのです。ですから、この根本的なところを**本質的に解決していくということが必要な**のです。

《医療の二つの流れ》

世間一般的には、治癒とはどういうものなのでしょうか。

理想的な治癒とは、「速やかで、優しくて、永続的・持続的に、本来の健康を取り戻す」と言いましたけれども、それを聞かれて「それは画期的なことだ！　そんなこと聞いたことがない！」とは誰も思っていないでしょう。だってある種当たり前のことじゃないですか。本当に治るということを、普通に素直に考えたらこういうことでしょう。普通われわれは、根本的に良くなることをもって「治る」というふうに、素朴に考えますから。

しかし、現代医学の中で行われていることは、われわれの素朴な治癒の観念に対して、非常に違う何かです。だから、「何か違う、何かおかしいな」と、そういうふうに考える人たちがたくさん出てきたわけです。だんだん、医師たちにしても、「いろんなことをやるけれども、これって本当はどこかおかしいな」と思う人たちが出てきて、そしていわゆるホリスティック医学運動だとか、さまざまな流れがあるわけですけれども、今、医療はまた大きく変わりつつあって、より本質的なものに近づいていこうとしています。まだそのスタート地点に立ったところに過ぎませんけれども。

また一方では、いわゆる現代医療というものも、ますます巨大産業化して、大型装置などを導入したり、また遺伝子組み換えだとか、そういう方向に、きっともっとどんどん行くでしょう。もうこの流れというものは止められませんし、ゲノムだとか、いろんなさまざまないわゆるハイテク化の動きはどんどん進むと思います。どんどん進むけれど、結局のところ、「それで本当に人が治せるのか？」というところに立ち戻ったときに、じつはどんどん、ほど遠くなっていくということが、どこかで明らかになってきて初めて、大きな方向転換をするのだろうと思います。しかし、当分の間は、二つの流れというものが、同時平行して行われていくことと思います。

より本来の、人間の自然なありのままの状態に戻っていこうとする、このホメパシーも含めたそのような流れと、いわゆる、どんどんハイテク化していく現代医療の流れとが、最終的なところでは、きっと何か大きく結びつくだろうと思っています。けれども、ともかく現在は、そのような両極化が進もうとしているのです。

《人生のクオリティを高める》

そして、これは大事なことですけれども、あらゆる医療の目的を考えたときに、まず大前提としなければいけないことというか、誰でも知っていることだけれど、あたかもそれが存在しないかのような感じで進んでしまっていることがあります。

それは、人間の死亡率は一〇〇パーセントだということです。これは誰でも知っている。今まで死んだことがない人というか、死なない人は、みなさん知りませんよね。まあ、百歳ちょっとまで生きた人はいた。聖書の中では、たとえば二百歳とか三百歳とか五百歳くらいまで生きたということになっている人もいます。でも千年生きた人はいない。一万年生きた人もいません。どちらにしてもいつかは亡くなるし、いつかは亡くならなければいけない理由があるのですけれども、とにかく、必ず亡くなるわけです。

たとえば、「〇年生存率」というものがあります。それはそれでいけないとは言わないですけれども、死なないことはあり得ないので、死ななくなるような医療というのはあり得ないのです。けれども、現在の医療というのは、あたかも人間が死なないこともあり得るかのように、つまりただ「生存率」とか、そういう話しかしない。亡くなったら、もうそれは失敗ということになってしまうわけです。「死は失敗であり敗北である」かのように。

でもそれは人間のありのままの姿では全然ないわけです。どうして死が敗北であったり失敗なのか？　誰でも亡くなるし、それが問題ではないのです。人間が亡くなったら医師の責任ですか？　そんなわけないんです。いつかは亡くなるわけですから。

大事なのは、**どのように生きているのか**ということです。必ず亡くなるわけですから、人生をどういうふうに生きているのかという、その人生のクオリティ（質）の問題です。その**人生のクオリティを高めていくということ。その中に、いわゆる治癒というものが含まれている**ということです。

病になるということによって、人生のクオリティは主観的にはもちろん下がりますよね。ただしそれは本当に下がったのかと言えば、じつはそうではないのです。ただ単に下がったのではなく、病の症状を通じてわれわれの課題が明らかにされて、それを根本的に解決することによって、より高いレベルの、より高い人生のクオリティができてくる、人生が高められてくるということなんです。ですからただ単に、死ぬとか生きるとか、治るとか治らないではなく、**人生のクオリティを高めていくということの中にすべてがあって、その中に、病が治癒するということも結果として含まれる**ということ。ここがすごく重要なところなのです。

2　ホメオパシーと科学

《副作用がない理由》

ホメオパシーには基本的に副作用がない、とよく言われますが、これは一体どういう意味なのかをお話していきたいと思います。それには二つの理由があります。一つは本質的な理由、もう一つは「科学的」、「化学的」な理由です。

通常は「作用があれば必ず副作用がある」と思われるでしょう。普通のお薬というのは、もともと何らかの狙っている作用があります。しかし目的としている作用以外の都合の悪いことを、副作用と呼んでいるわけです。

みなさん、頭が痛いときにはどうされますか？　我慢できなかったら頭痛薬を飲まれる方が多いと思います。私もかつてはそうでした。頭が痛いときに頭痛薬はありがたいですね。しかし、頭痛薬というのは、頭が痛い原因を解決して痛みを根本的になくすものでしょうか？　そうではないですよね。痛みの感覚そのものを感じないようにするわけです。そうすると、確かに頭痛は感じにくくなります。けれども、感覚そのものを鈍くするわけなので、頭痛の軽減だけが起こるわけではなく、当然、眠くなったりとか、感覚が鈍くなったりとか、胃を荒らしたりとか、いろんなことが起きます。そういったものを「副作用」と呼んでいるわけです。

つまり、通常の薬は、本当の原因を解決する薬ではなく、単に異なった状態に移行させるだけのものです。Aの状態を根本から解決するのではなく、単にAからBに移行させるだけなのです。Aの状態では頭痛があります。それをBという薬によって、AからBという状態に移行します。Bという状態では痛みはあまりありません。その代わり、眠気や倦怠感、胃が荒れる、など、Aの状態にはないさまざまな他の症状の「おまけ」がつきます。この「おまけ」のことを副作用というわけです。

しかし、ホメオパシーはそういう仕組みではなく、Aの状態にならざるを得なかった根本的な理由を解決して、Aの症状自らが消滅してゆくので、副作用は原理的に起こらないのです。もっと言うと、副作用を起こしたくても起こせない、副作用などとうてい起こせないくらいの超微量の「成分」しか入っていないのです。レメディーを作るときには、極めて特殊な希《き》釈《しゃく》・振盪《しんとう》をします。ホメオパシーは、成分が成分に効くというシステムではないのです。

《天文学的な希釈率》

ホメオパシーには、レメディーの強さというか、深さというか、エネルギーの高さを表す尺度があり、ポーテンシーと呼ばれています。

たとえば30Ｃという代表的なポーテンシーですが、Ｃは１００ですので、１００倍に薄めることを30回繰り返します。これは１００の30乗倍ですが、すなわち10の60乗倍ということになります。ピンとこないかも知れませんが、ゼロが60個並んだような希釈になる。

通常とても大きな数というと、1兆という数をわれわれは思い浮かべることが多いと思いますが、1兆というのはゼロが12個並んだ数で、10の12乗ですが、10の60乗倍するわけですから、1兆倍を5回繰り返す必要があります。1兆倍に薄めたものをまた1兆倍に薄め、また1兆倍に薄め、1兆倍に薄め、1兆倍に薄める。そういうふうにしてゼロが60個もつくような希釈になるわけです。

1モルという単位がありますが、1モルの溶液には溶質分子が約10の24乗個入っています。その溶液を薄めていきますと、まず10の24乗倍薄めたところで、約1個の溶質分子になるわけです。つまり1兆倍に薄めたものを、もう一度1兆倍に薄めたものです。その時点で1個の分子です。そしてそれをまた1兆倍の1兆倍の1兆倍薄めるわけですから、とてつもない希釈で、副作用など起こせるわけがないような超絶的な希釈になります。

30C	10^{-60}
200C	10^{-400}
1M=1000C	10^{-2000}
10M	10^{-20000}
CM	$10^{-200000}$
MM	$10^{-2000000}$

ホメオパシーの希釈率単位

それでもまだ30Cは、ゼロが60個ですが、200Cはゼロが400個、1Mはゼロが2千個つきます。10Mはゼロが2万個、CMは20万個、MMになると何と200万個のゼロがつく、そういうとてつもない希釈倍数になります。

そこまで薄めると、もうほとんど「ただの水」なので、当然副作用はなくなるだろうけれども、そんなに薄めればもちろん作用だってなくなるはずだと、普通は思いますよね。

《BBCの特集番組から》

イギリスのBBCというテレビ局で「ホライズン」という人気番組がありますが、その中で、「ホメオパシーを検証する」という特集が放映されたのです。今申し上げた超絶的な希釈についての議論が中心で、とても興味深い番組なのですが、レメディーの希釈について、ちょっとおもしろい喩えがありましたので、ぜひ参考にしていただければと思います。

番組の冒頭にエリザベス女王や多くのスターたち、ベッカムなどの有名人がホメオパシーを使っているという紹介が、まずあります。そして、今申し上げた超絶的な希釈についての話が始まるわけです。ホメオパシーはその超絶的な希釈にもかかわらず、そこには治癒的な力があると主張しているので、「科学」とさまざまな葛藤があって、それをもう一度科学で検証してゆこうという番組なんです。

その結果についてては、議論が分かれるところですので、いずれまたの機会に詳しく書くつもりですが、超絶的に薄めた希釈液に薬効があり得るのかどうか？　ということについて、さまざまな賛否両論があって、「そんなことはあり得ない」という人と、「いや、あり得る」という人との間で、さまざまな論争がなされました。

ホメオパシーは、世間によくある怪しげな療法ではなく、二百年の歴史があって、王室御用達にもなっている由緒ある医療であり、特に近年名声が高まったのは、二〇〇二年の日韓共催のワールドカップ直前の親善試合でデヴィッド・ベッカムが脚に大怪我をした時に、ベッカムが出場できるかどうか、世界中で大騒ぎになりましたが、ホメオパシー治療のおかげで出場できたということで、ホメオパシーの名声がまた高まったというわけです。現在ホメオパシーは非常に広がっているけれども、この検証の結果がもし否定的にでた場合、女王や、ベッカム、ポール・マッカートニーやクリントン元大統領夫妻など、ホメオパシーを愛用している有名人たちも、もしかするとお金を無駄にしていたのかもしれないと、テレビ的にうまく煽るわけです。

「もし、ホメオパシーの言っていることが正しいとすれば、科学はすべて塗り替えられてしまう。今まで大変なことを見落としていたということになる。そしてそんなことはあり得るはずがない」と言う人、「観念的にそんなことあるはずがない、とかそんなことをいう人は、科学者ではない。単なる理屈で正否が決定できるならば、そもそも実験すら必要ないではないか」という人など、さまざまあります。

ホメオパシーではレメディーを作るときに、溶液をただ薄めるだけでなく、硬いものの上で強く揺さぶりたたきます。単に薄めるだけではなくて、激しく揺さぶることによって溶液の中に存在する治癒力が、水に伝わってくるのです。これが極めて重要であるとホメオパシーでは考えられているわけですが、論争になる中心点は、その超絶的希釈です。

番組では、薄めるにしたがって、どのくらい薄めたらどんなことになってしまうのか、ということをおもしろく喩えています。希釈を進めていくと、次第にホメオパシーは、現代科学と申しますか、現段階での科学との間にいろんな葛藤が起こってくるわけです。6Cというのは、100倍に薄めることを6回繰り返すわけですので、ゼロが12個つきます。ちょうど1兆倍に薄めるわけですが、これは20個のプールに1滴という希釈になります。12Cになると、大西洋に1滴ということになる。ところが、これでもホメオパスにとってはまだまだ希釈が全然足りない。ホメオパスがもっとも典型的に使う30Cというポーテンシーは、完全に天文学的なレベルになって、地球上の水では喩えられなくなってしまうわけです。たかだか13Cでも、地球上の水すべてに1滴くらいになってしまうわけですから。そうなると、30Cですら太陽系に1滴とか、もっといくと銀河系に1滴とか、宇宙に1滴とか、そういうようなレベルになっていくんです。本当はまだまだあるんです。ゼロの数が二百万個、二千万個、二億個……。しかし、そういうふうに、超絶的に薄められたものに、人を癒す力があると、ホメオパシー側は確信していると解説しています。

《ホメオパシーは非科学的？》

この、とてつもなく薄めるということに対して非常に否定的な見解を持つ人はたくさんいます。その理由はそれなりにわかりますね。一分子も存在しないのに治癒力があるというわけですから、容易には信じられません。さらには、物質を「非物質化」するとか、「霊魂化」するとまで言うわけですから、否定派の人たちは口をそろえて「非科学的だ」と言います。

では、そもそも「科学的」とは何でしょう？ 「科学的」と言うと、何か信頼できる感じがしませんか？ たとえば「科学的に証明されている」とか「科学的に証明されていない」と言うとどんな感じがしますか？

たとえば、「科学的に証明されていない」と言うと、「そんなもの存在しない」という全否定的なニュアンスが感じられますね。一方、「科学的に解明されていない」と言うと、「それは事実としては存在するけれども、まだそのメカニズムがわかっていない」という感じがしますね。

しかし、「科学的に証明されていない」と「科学的に解明されていない」は、一体どう違うのでしょうか？　これは、その人が肯定的な見解を持っているか否定的な見解を持っているかによって、意識的または無意識的に言葉を変えているわけですね。

みなさん、たとえば、物を放り投げたとしますと、いずれ落ちてきますね。では、なぜ落ちてくるのでしょう？　どんな力が働いて落ちたのでしょう？

万有引力ですね。地球の万有引力と引っ張り合っていて、「重力」とも呼んでいますね。誰でも重力が存在するということは知っています。単なる観念としてではなくて、日常的にその存在を受けて知っているわけです。でも、なぜ重力が起こるのか、重力とは何なのか、ということはわかりますか？　重力の正体とは？

たとえば重力を研究している物理学者なら、この問いに答えられるのではないかと思うんですが、じつは「なぜ重力があるのか」ということについて、ほんのわずかでも答えられる人は、世の中に誰もいないのです。現在の科学では確かなことは全くわかっていないのです。

「重力」と呼んでいる力があるということは、われわれは日常的に感じていますし、知っています。また、実験をして、たとえばボールペンをどういう方向に、どういう角速度で、どれくらいの初速で投げ上げたら、何秒後には位置と運動がどんなふうになっているか、ということはわかるんですけれども、根本的になぜそういうことが起こるのかという、本当のメカニズムについては全くわからないわけです。重力の正体は全く見当がつきません。重力場という時空のゆがみであるとか、グラヴィトンという重力相互作用を伝達する素粒子を仮説したりとか、さまざまな仮説が提唱されていますが、確かなことはまだ何もわかっていないのです。

ホメオパシーに関してもじつは全く同様です。「なぜ、ホメオパシーのレメディーは、こんなに薄めても効くのか？」ということについて、量子力学的共鳴であるとか、クラスター説だとか、**さまざまな推測や仮説はありますが、確かなことは結局のところわかりません**。けれども、どういう人に、どういうレメディーを、どんなふうに処方すれば、どんなふうに良くなるか、ということはわかっています。ちょうど、どんな物をどんなふうに投げ上げたら、どんなふうになるのかということがわかるように。しかし、なぜ重力が働いているのかということが全然わからないように、ホメオパシーのレメディーが、そんなに薄めてもなぜ効くのかということは結局わからないのです。つまり、**科学的に証明されていません**。ちょうど重力のメカニズムが科学的に証明されていないのと同じように、です。

ただ、そういう場合、「重力は、科学的に解明されていない」と表現します。「証明されていない」という言い方は普通しません。ホメオパシーもまた同様に、科学的に「証明されていない」というよりも「**解明されていない**」のです。

ですから、ホメオパシーのレメディーが効くのか効かないのかは、実際にやってみること以外に確かめる方法はありません。試してみればよいのです。

《ホメオパシーは「宗教」なのか？》

【Q】レメディーを作るとき、聖書の上で激しく揺さぶり叩《たた》くと聞きました。聖書でなくても、たとえば仏教の経典でも良いのではないかと思ったりしました。なぜ、聖書の上なのでしょうか？　宗教との関連は、どうなのでしょうか？

【A】ホメオパシーは、いわゆる宗教団体とはもちろん何の関係もありません。おっしゃるように仏教の経典でも良いでしょうし、必ずしも経典でなければいけないということもないでしょう。ただ結局、「ある心持ち」の状態になることが必要であるということです。それを叩くときというのは、その治癒的なエネルギーというものを、その物質からだんだん解放してゆこうとします。何らか物質の中に閉じ込められているエネルギー形態を、物質の中からある種解放してゆこうとすることなのです。すなわち、物質性が次第に薄くなり、エネルギー化されてゆく、言わば「霊魂化」されてゆくということです。

叩く意味はさまざまあるのですが、簡単に言うとそういうことなので、そのときにどんな心なホメオパシーのレメディーというのは、単なる物質ではない、非物質的なエネルギーなので、エネルギーレベルでの相互作用ですから、「人間の思い」というエネルギーも非常に重要な構成要件になるのです。できるだけ、**より神聖な、より厳粛な、より真剣な、そういう心持ちで行うということは、やはりすごく重要なこと**であるわけです。

ですから、たとえば人によっては何もそういうものはいらないかもしれません。大自然を前にしてそういうふうな気持ちでできるのだったら、もちろんそれもいいと思うんです。ただ、ハーネマンはとても熱心なクリスチャンでもありましたから、彼の属していたキリスト教の団体とは直接的には関係ありませんけれども、聖書というものは彼にとって重要な、非常に特別なものであったはずです。ですから、それを尊重するということはとても大切なことだったと思うのです。聖書を前にすると、嫌でもそういう神聖な気持ちにならざるを得ないというか、彼にとって聖書を前にする状況というのは、最もそういう心持ちに集中できるような状況であったということなのです。

だからわれわれにとっては必ずしも聖書である必要はないでしょうし、そういうふうな気持ちになれるのであれば、それはどういうものであっても構わないと思います。ただ、先ほど申しましたように、私自身は、創始者であるハーネマンの思いを大切にする、尊重するという意味で、聖書を使いたいと思っています。

3　ホメオパシーと法的な問題（回答者は弁護士の小林郁夫先生）

【Q】ホメオパシーのレメディーは薬事法にひっかかったりするようなことはありませんか?

【A】はい、大丈夫です。薬として認定されるためには、成分・形状・効能・作用という四つの要件が満たされなければならないのですが、いずれをとっても該当しませんし、むしろほとんど食品として理解してよいので、まったく問題はございません。

【Q】そうしますとレメディーの法的な効能・作用というものはどのように理解したらよろしいのでしょうか?

【A】薬事法で定義している薬の作用は、たとえば、のどの痛みなどで炎症を起こしている部位に直接働きかけて炎症を鎮めるようなものを指しています。しかし、前にも述べましたように、レメディーはかなり薄められた状態で用いられる何らかのエネルギーが細胞・分子レベルで作用しますので、一般の薬とはまったく違った意味での効能・作用ということになります。健康食品を摂ることで病気が治ることもありますが、だからといって健康食品イコール薬ということにはなりませんよね。

【Q】ホメオパシーは、いわば生命の質、生きていく上でのクオリティの向上を目指しており、その結果として治病につながりますので、薬事法上の効能・作用という定義では扱いきれない部分もあることでしょう。しかし、たとえば「この食品を摂ると○○の病気が治ります」というような形で書いたり進めたりするのは問題がございますよね？

【A】そうですね。解釈が微妙な場合もあるのですが、たとえば「胃腸の調子が良くなる」という効能があるとしますね。「悪くなった胃腸を正常に戻す」という場合には明らかに治療効果になりますが、「胃腸を丈夫にする」といった場合には、健康増進であって治療とはいえませんよね。ですから、「風邪がすっきり治ります」というような表記は問題でしょうが、「健康状態が良くなります」という程度なら問題はないでしょう。ただ、なぜこのようなことが薬事法で問題になるかと申しますと、薬にはすべて毒性があるからなのです。つまり、薬は基本的に人体にとっては異物であり毒なので、その扱いに医師の処方箋や薬剤師が必要になるのです。ここが健康食品と根本的に違う点ですね。そういう意味で、レメディーは無害と言って良いと思います。

【Q】次に、医師の資格をもたないホメオパスがセッションを行う場合の法的な問題についてお聞きしたいのですが？

【A】そうですね、セッションが心療内科のカウンセリングに類する意味で治療効果を含むとすれば一種の医事的な役割を果たしていると考えられるでしょう。ただ、セッションにおいて病気に関する情報を得たとしても、いわゆる医師の観点から病気の原因を突き止めるわけではないようですから、医療行為に該当するかどうかという判断は難しいですね。たとえば薬剤師は、薬を販売するために症状を聞きながら薬についての情報を提供しますが、病気そのものについて、いろいろ聞いたりすることはできません。これが医師法と薬剤師法との境界線です。そういう点では、セッションで病気の話を聞いてレメディーを処方する行為は医師法の問題に関わってくるでしょう。

【Q】そうしますと、医師でないホメオパスが病気についての話を聞くのは、やはり法的に問題があるということになるのでしょうか？

【A】いえ、患者さんがセッションを受けるとき、事前に了解を得ながら話を進めていれば大きな問題はないと思います。一般に医師が病気について聞くときには、その病気を治療するためにある種の強制力が働きますので、治したければ患者さんは聞かれたことに答えなければなりませんし、それを嫌だという人はいないでしょう、治療契約ですから。セッションの場合はそこが微妙なところですが、かといって法律に触れるわけではありません。

【Q】以上を総合しますと、現行法でのホメオパシーの位置は、医薬品であるとか、特定の病気の治療であるかのような誤解を与える場合があり得るので、禁じられているわけでもないが、明確に奨励されているわけでもない、いわばグレーゾーンにあると言っていいのでしょうか?

【A】現段階におけるホメオパシーの法的整備は遅れていますが、将来的にはまず社会的に認知される形での何らかの資格制度が設けられるべきだと思います。その背景には、投薬中心の西洋医学の限界性や、それに伴う補完医療（代替医療）の可能性など、現代に最もふさわしい形で総合的に医療制度全体を見直さなければならないという機運が高まっていることが挙げられます。そういう点で、ホメオパシーは今後ますます注目されていくのではないでしょうか。

第3章

レメディーについて学ぶ

1　おもしろいレメディーの素材

《レメディーの数と種類》

みなさん、レメディーの数はおおよそどのくらいあると思いますか？　といっても確定した数ではなく、現在進行形で増えているのですが、現在三千とも四千とも言われています。その中で六〜七割を占めるのが、植物からつくられたレメディーです。その次に多いのが、鉱物から作られているレメディー。そしてその次が、動物性のものから作られているレメディー。たとえば蛇、イカ、蜜蜂もそうですし、ゴキブリから作られているものもありますし、蜘蛛、またさまざまな動物のミルクから作られているものもあります。犬のミルク、牛のミルク、ネコのミルク、ゾウのミルク、ライオンのミルク、ロバのミルク……本当にたくさんあります。

そして少し特殊なものになりますが、病変組織から作られているレメディーもあります。たとえばガンの病変組織からとられているもの、あるいは結核からとられているものなど、いろいろあります。また、逆に健康な組織からとったものもあります。病気の組織に対して、ある種の「お手本」を与えようという感じなのですが、健康な腺とか、そういう健康な組織から作られているレメディーもあります。

また、もっと特殊なレメディーとしては、測定することができないものから作られているものもあります。たとえば雷から作られているもの、月の光から作られているもの、日光から作られているもの、エックス線から、あるいは真空から作られているレメディー、炎から作られているレメディー……どうやって作るのかなと思われると思いますが、そういった測定することができないものから作られているレメディーも、少しですがあります。

本当は、私たちが生きている自然界のあらゆるものがレメディーになることができるということになります。そう考えると、数千種類のレメディーは、むしろとても少ないように思います。あらゆるものからレメディーを作ることができるわけですから、そう考えると、レメディーになっているものは、たかだか数千種類ということになります。

逆に言うと、何故、その数千種類のものが、自然界の中のたくさんのものからレメディーの原料として選ばれたのかという興味が湧きます。あらゆるものからレメディーを作ることができるわけですから、どうしてそれらのものが選ばれてレメディーになったのかを考えると、非常におもしろい人間の歴史をそこから見ることができるわけです。

《祈ることが医療の原点》

大昔の最も古い医療の形は何だったと思いますか？　最も古い医療の形は、祈ることだったんです。お祈りをすること。それが一番最初のものだったと言われています。たとえば子どもが病気になったとき、あるいは誰かが病気になったとき、人々は一生懸命祈るわけです。たとえばキリストやブッダも、祈りによって奇跡的な治癒を起こした、と言われていますね。いわゆる医療体系ではありませんが、最古の医療、医療の原点だったのです。

それから後に、だんだん、何か祈りを助けてくれるものを、人間は探すわけです。それが、「薬」の始まりです。祈りと共に、祈りを助けてくれるものを探したのです。では人間は、心身に効果のあるものを、どんなところから、どういうふうに探していったのでしょうか？

ずっと昔の原始時代のお話です。これは想像ですけれど、たとえば傷を負った動物がある特定の場所の泥の中で泥浴びをしているのを見ます。ある土の中には、特殊なもの、傷を癒してくれる特殊なものがあります。動物は本能でそれを知るわけです。そこで傷を治している様子を見たり、あるいは調子の悪そうな動物が、ある木の実を食べていたり、草を食べていたりします。そういう動物の生態を見ながら人間は、必要なものがそこにあるのではないかと考えながら試行錯誤したのです。それが後々、薬草学になり、現代の医療の根本的なところにつながっているのです。

《植物のサインを読み解く》

先ほど六～七割のレメディーが植物から作られていると言いましたが、世界中のすべての植物の九割に、何かしらの薬効があると言われています。また日本には、非常にたくさんの種類の植物がありますが、私たちは古代から、植物にどんな薬効があるのか、手さぐりで探してきたのです。また同時に、植物は私たちに、お役に立ちますよという何らかのサインを示してくれています。

古代から、人々は、植物の色とか、形とか、味とか、そういうものを見ながら、どういう植物が私たち人間のどういう病に効くのか、役に立つのかを探してきたのです。たとえば赤い色をつける花は、血液の疾患に何かしら役に立つとか、黄色い色を持つ植物は肝臓の問題に役に立つとかです。肝臓に問題を持つと皮膚の色が黄色くなっていくという症状が見られますよね。血液の赤と植物の赤、肝臓からくる皮膚の黄色と植物の黄色というようなサインです。あるいは、昔からクルミは人間の脳の疾患に役に立つと言われていますが、クルミをよく見ると、何か人間の脳と似ているような感じがすると思います。また芥子《けし》の花、ポピーですが、芥子の花が終わると、丸い玉のようなものをつけます。その形が、人間の脳の形に似ていて、脳の病に役に立つと言われ、実際に使われてきています。

また、レメディーにもなっている植物ですが、アイブライトという花があります。和名はコゴメグサといいます。この植物は昔から目の疾患によく使われていますが、このアイブライトの花をよく見ると、何か人間の目の形によく似ているわけです。そういうところから人間は、この植物は目の病気に効くのではないかという想像をします。そこからスタートするんです。この考え方というのは、ヨーロッパにも東洋にも、昔から根づいている考え方で「**特徴表示**」と言われています。

特徴表示、すなわち**植物の持っている色、形、模様や味をサインとして読み取って、人間に必要な、役に立つものを探し出す**のです。この考え方を単なる絵空事の物語にすぎないと考える人ももちろんいます。また逆に、そこに意味があると考える人もたくさんいます。ホメオパシーを実践している人には、特徴表示に何らかの意味を見出す人が多いようです。この考え方は西洋にも東洋にもありますけれども、まず一例をあげてみたいと思います。

《ホメオパシーで昔話を読み解く》

「因幡《いなば》の白ウサギ」という昔話がありましたよね。歌もあったのを覚えていますか？　簡単にお話しますと、白ウサギが、海を渡って因幡の国に行きたいわけですが、海を渡らなければいけないので、何とか海を渡る策を練るわけです。そこに、ワニ（フカのことです）が来たとき、この白ウサギが、ワニを騙《だま》して、ワニをずらーっと並べて、向こうの因幡の国に渡ろうとするんです。そして渡り終える直前に、ワニは自分たちが騙されていたということに気が付きます。そして、ワニは怒って白ウサギの白い皮を剥《は》いでしまいます。白ウサギが、向こうの因幡の国に渡り終えたときには、真っ裸のように、皮をめくられて剥がされて、赤剥《む》けの痛々しい姿で泣いていたのです。そこに大国主命がやってきて、痛そうに泣いているウサギの姿を見てかわいそうに思って、熟成して柔らかいふわふわの真綿のような蒲《がま》の穂で赤剥けのウサギを覆ってあげるんです。そうすると、たちまちにウサギは良くなっていったというお話です。

お話の根底にはいろいろ深い意味があると思いますが、その昔には、蒲の穂の薬効など化学的な成分としてわかっているわけではないのですが、この特徴表示的な見方からすると、蒲の穂はとても白くてフワフワで柔らかく、まさにウサギの毛のフワフワととても似ています。ウサギのフワフワの白い毛、これを治すためには、柔らかい蒲の穂がよく効いてくれるのではないかという想像をしたのかもしれません。それでウサギの毛を巻いて治してあげるわけです。しかし近代になって、なんと、この蒲の穂の中に止血作用や殺菌作用があることがわかってきたのです。

この例のように、今のように化学成分等がわからない時代は、そこから探していくことはもちろんできません。ですから、植物の出しているサインを読み取って、自分たちに必要なものを試行錯誤して探してきたのです。そのようにして、薬草療法なり、また現代のさまざまな医療の中で植物が使われてきたのです。ヨーロッパでも東洋でも昔からこういう考え方があって、植物と人間の長い歴史があるのです。

シェークスピアを読んだことがある方もいらっしゃると思います。シェークスピアは、たくさんの作品を書いていますけれども、植物をものすごくうまく使っているのです。物語の中に出て来るさまざまな植物は、適当に登場させているのではなく、その植物ならではの特徴や歴史的背景をすばらしく活かした形で登場させています。

シェークスピアがいた時代には、植物の特性、特にその効果効能はまだよくわかっていませんでした。当時はまだ体系的な薬草学が存在しなかったのですが、それにもかかわらず、シェークスピアはうまく植物を物語の中に活かしています。さまざまな植物が、その植物ならではの役割を与えられ、物語の中ですばらしい活躍をしています。

そういう見方でまた改めてシェークスピアを読んでみると、とてもおもしろいです。またシェークスピアの中に登場してくる植物で、レメディーになっているものもたくさんあるのです。シェークスピアの作品全体では、なんと一五四種類の植物が登場しますが、『シェイクスピアと花（カラー花図典）』（金城盛紀、東方出版）という本まであります。どの作品でどの花をどのように取り上げているのかが実によくわかります。日本でもおなじみの花が多数載っています。

《ハーネマンと特徴表示説》

　じつは、実証に基づいたハーネマンはこの特徴表示説に対しては、非常に苦々しく思っていたんです。ハーネマンは、実証に基づいた厳密で完全な医療体系としてホメオパシーを構築しましたので、色や形や模様や神話や寓話にまで出て来る特徴表示説との関連はあり得ないとしています。以前は、私もハーネマンと同じ意見でした。ホメオパシーは似た症状を生み出せるということがすべてであって、ホメオパシーという「まじめな医療」の中に、色や形や神話などが登場することは考えられない、許せないと思っていました。

　しかし、そのうちに少しずつ考えが変わっていったのです。ある植物がある症状を生み出す時、その症状は何の表現なのか？　どこから来るのか？　それはもちろんその植物の「本質」から来るわけです。つまり、生み出す症状も、色・形・模様も、同じその植物の本質から来るわけですから、症状の特徴と、色・形・模様などの特徴に共通点が出て来るのはむしろ当然であると思うようになったのです。また、神話や寓話も単なる偶然から生じるわけではなく、植物の本質的特徴が長い期間をかけて現わされたものと考えることができます。このようなことに気づいてからは、私も特徴表示説をむしろ重視するようになりました。

　ただ、安易に「この人はライオンみたいだからライオンのレメディーを」ということではありません。ですから、ハーネマンの警告には十分に留意しながらも、この自然の与えてくれたすばらしい手がかりに対してもまた、心を開いて耳を傾ける必要があるのです。

《レメディーの名称》

レメディーの名称についてですが、もともとはラテン語です。基本的に日本では、原語主義と申しますが、原語がラテン語だったらラテン語読み、フランス語だったらフランス語読みというふうに、原語の様式で発音をするということになっています。そうしますと、本来はラテン語ですから、ラテン語読みが正しい発音ということになります。しかし、ホメオパシーの発祥はドイツですが、主に英語圏を中心として発展してきたということもあって、英語読みがされることが多く、ラテン語読みでは全然わからないということも多いわけです。ですから、ここではあえて英語読みにしています。ただ、英語圏でも人によって読み方がいろいろ違って、唯一正しい読み方というのは本当はありません。ただ、日本語としてある程度定着しているものは、それを使うのが自然だと思います。

だいたい同じような読み方になることが多く、たとえば、Lycopodium を、英語では「ライコポディウム」、ラテン語では「リコポディウム」と発音します。しかし、かなり違うものもあります。たとえば Hyoscyamus を、英語では「ハイオサイマス」と発音しますが、ラテン語では「ヒオスキアムス」という発音になります。このように、まるで異なる方言同士のように見当がつかないものもありますが、だいたいは類推でわかるようなものが多いです（巻末の一覧表を参照)。

2 「マテリア・メディカ」について

《マテリア・メディカ》

レメディーの症状像を包括的に集めたものを**「マテリア・メディカ」**(Materia Medica) といいます。「マテリア」(Materia) というのは、原料・材料という意味で、「メディカ」(Medica) というのは医薬という意味です。レメディーを勉強する基本は、まずはこの「マテリア・メディカ」です。「マテリア・メディカ」には、**レメディーの症状像全体と、各々の細かい症状が述べられています。**

「マテリア・メディカ」には、簡単なものからかなり詳しいものまでいろいろありますが、確かにいろんなことが書いてあります。しかし、一人の人間全体のことがたった数十ページで言い尽くされるなどということはあり得ないわけです。ですから、記述されている内容は、ある種の「置石」のようなもので、そこから全体を洞察する、結局はそういうことにもなってくるのですが、それは最初からは無理なので、まずは記述されていることをそのまま受け取り、よく吟味しながら考えていく、というところから出発していきましょう。そして、そこから「根拠のある想像」をうまく膨らましていくようにしてください。これは、とても楽しいことです。

一つのレメディーを本当に学ぶということは、一人の人間について本当に学ぶのと同じです。ですから、本質的理解には何年も年数を必要とするぐらい時間のかかるものなのです。さらに、その原料である植物などが持っている特性からも理解をしていきます。植物の効果効能を調べながら、その植物と人間の関わりや歴史を調べてみるのもよい方法でしょう。いろいろな小説・神話・昔話などに、植物がどんな形でどのように使われているのかを調べたり、どんな動物が使われているのかというのを見ていくと、レメディーを理解していくヒントが得られます。

《「マテリア・メディカ」ができるまで》

【Q】ハーネマンが研究し始めた頃は、このような症状や特徴がどうしてわかったのでしょうか？　これだけたくさんのものを、どうやって系統づけたのか不思議でしょうがないです。

娘が小さい頃、ぎょう虫がいたんです。そのときよく鼻をほじっていたんです。娘によく効くレメディーの「マテリア・メディカ」にまさにそういうことが書いてあったとき、「どうやったら結びつくのかな?」と、びっくりしました。

【A】本当にびっくりしますよね。もちろんこれは考えてわかることではありません。ホメオパシーの原理は「健康な人に投与して、ある症状を起こせるものが、その症状を持っている人を治せる」ということですね。それは健康な人が実際に飲んでみて、何が起こるのかを見て初めてわかることです。そして、それを記述してゆくわけなんです。この一連の作業を、

プルーヴィング(Proving)といいます。

これは結構大変な作業で、もともと完全に健康な人というのはいないわけです。どんな人でも、何らかの症状をいろいろ持っています。ですからその人の「もともとの症状」と、レメディーによって起こる症状を区別するのはとても大変な作業です。しかし、さまざまな課題を抱えながら、一応健康な人がレメディーを飲んでみます。すると、そのレメディーによってさまざまな症状が起こるわけです。そして、基本的にすべての症状を記録します。何人くらいでプルーヴィングを行うかにもよりますが、本当に大変な作業なんです。一人だけに起こった症状、ほとんど全員に起こった症状など、さまざまありますが、そこから分析して、信頼できるレメディーの症状像を見出していくわけです。

ハーネマンは、たとえばナット・ムールの場合、ざっと二千種類ぐらいの症状を記述したわけです。精選して二千種類ですから気が遠くなりますよね。しかし、日々の臨床の中で、何が

より中心的なナット・ムールの症状なのかが、だんだん臨床的にわかってくるわけです。

ホメオパシーにとって、プルーヴィングは基本です。しかし、もしプルーヴィングで何らかの症状像が出てきたとしても、その症状像を持っている人にナット・ムールを投与したときに良くならないと意味がないですね。

ですから、実際にその症状像を持っている人に投与してみて何が起こるかを検証することが、極めて重要です。臨床を繰り返すうちに、あるものは「非常に重要」、あるものは「あまり重要ではない」、というふうに、だんだんふるいにかけられていくわけです。そうやってだんだん、今日の「マテリア・メディカ」ができてきているんです。

無数の臨床例と、それから、そのもととなっているプルーヴィングというものの蓄積の上に、この「マテリア・メディカ」があるわけで、ハーネマンが勝手に頭の中で想像して書いたわけではないんです。**すべて実証した中からそれが積み重なっていった**ということです。

ですから「どうやってわかったのか」ではなくて、「実際に症状として出てきた」ということです。そしてそれを臨床に試してみてどうだったのか。そういう試行錯誤の繰り返しです。

《「マテリア・メディカ」の読み方》

さて「マテリア・メディカ」を見てみますと、「テーマ」「主要疾患領域」「悪化要因」「好転

Phosphorus (Phos.) フォスフォラス

- 燐（鉱物）
- テーマ
  - 他者との「壁」が薄く、他者との愛情交換が必要。
- 主な症状
  - 呼吸器系、消化器系疾患。下痢嘔吐。喉頭炎。動悸。心配症。
- 主要疾患領域
  - 神経。肺。循環系。心臓。血管。脳。骨。骨髄。腸。粘膜。左下部。右上部。
- 特徴
  - 周囲との境界が薄く開放的、自分の内からも外からも多くを感知する。心暖かく優しく同情的。愛情深く、外に向かってたくさんのエネルギーを出す。また愛情を示されるとよく反応する。開放的ゆえにすぐに影響され、他人の問題を抱えて疲れる。あらゆる外的影響に敏感で、恐怖と心配も多い。繊細で上品な顔立ち。咳が出やすく声枯れ。猫舌。愛情交換の証として性欲が非常に強い。出血し易い。冷たい飲物、アイスクリーム、辛い食べものを好む。喉が渇きやすい。暖かいものを食べていると熱を感じる。焼け付く痛み。手に熱感。頭痛の時に感覚が鋭くなる。低血糖。腹部が弱い感じ。骨の痛み。成長が早すぎる子供。
- 悪化要因
  - 左側や患部を下に寝る。仰向け。冷たさ。些細な感情的動き。疲労。温い食物。雷や気候の急変化。朝夕
- 好転要因
  - 睡眠（たとえ少しでも）。暗闇。食べる。冷たい飲食物。冷水。

「マテリア・メディカ」の一例

要因」という言葉が出て参ります。これを少し説明します。

まず、「**テーマ**」というのは、**そのレメディーの中心的なエネルギー**を指しています。中心的なエネルギーというのは、言葉で表せるとはもちろん限りませんけれども、レメディーの全体像がどのような中心を持っているか、どのような「軸」に支配されているのか、ということです。これは、言葉で表しにくい場合もありますけれども、それなりの言葉に集約して表せることが多いのです。

次に「**主要疾患領域**」というのは、そのレメディーのエネルギーが影響しやすいような心身の領域を指しています。このようなエネルギーにさらされたら、**どのようなところに影響が起こりやすいのか**、ということを指していると考えていただきたいと思います。

なお**「悪化要因」「好転要因」**というのは、**さまざまな症状が、どんな要因で悪化したり好転したりしやすいのか、**そういうことを指します。たとえば頭が痛いとかおなかが痛いとか、寝付けないとか、そういう症状が、どうすると良くなったり悪くなったりしやすいのか、という意味です。そういう説明がないときに、「このレメディーを飲むと、こんなふうに悪化するのか」というふうに読んだりする方もいらっしゃるんですが、そういうことではありません。

3　レメディーのいろいろ

〔ABCレメディー〕

フランスではホメオパシーが盛んであるという話をしましたが、フランスはちょっと特殊な発展の仕方をしています。たくさんの方たちがホメオパシーに親しんでいるということは、誰でも簡単にホメオパシーを使える形になっているということです。じつはフランスでは、普通の新薬と同じような売られ方をしていることが多いです。新薬と同じように「頭痛薬」とか「子どもの治療薬」とか「胃腸薬」とか、そういうふうになっていて、いろんなレメディーが混じっていることが結構多いのです。

本来ホメオパシーは、その人の全体像に合わせて一種類のレメディーを投与するんですけれども、それはなかなか難しいわけなんです。それができるようになるために何年も勉強するわけですから、本来難しい。そのままですと一般の人には使えないということになりますね。

もともと、ホメオパシーは、あくまでも専門的な訓練を受けた専門家が使うことだけを想定していて、一般の人が使いやすいように作ったわけではないのです。そうすると、そのままの形では一般の方には使えない、広まらない。ですから、いろいろと工夫をするわけです。

たとえば、胃痛として表現されやすいレメディーをいくつか選び、混ぜ合わせ、胃痛用「複合薬」にします。このように、いろいろなレメディーを混ぜたものが複合薬として存在します。

治癒力としては、ちゃんと一つのものを選べたときに比べればかなり落ちます。しかし、いろいろなレメディーが混じっているので、大きなハズレというものがあまりない。つまり、何かが起こりやすい、ということです。このように、いくつかのレメディーが混ざった複合薬を、英語では**コンビネーション・レメディー**といいます。

たとえば、漢方の場合やハーブの場合というのは、いろいろな種類を混ぜてつくることが多いです。どうして混ぜるかというと、たとえば料理と同じなんです。カレーライスや野菜スープをつくるときに、にんじんだけ煮るよりも、いろんなものを入れた方がおいしくなる。その方が、お互いに引き立てあったりして、一つのオーケストラのようなものをつくるわけです。

ホメオパシーではどうなのかというと、残念ながらそうはいきません。ハーブや漢方などでは１＋１は２ではなくて、５にも10にもなり得るんですけれども、ホメオパシーでは１＋１は０・５になったり、０・２になったりしてしまうんです。これは、ただ「成分が成分に効く」というものとは違うので、そういうふうになってしまうのです。ハーブや漢方は、「成分が成分に効く」というものですから、「足し算」と「かけ算」のようなものですが、ホメオパシーのレメディーは一人の人間と同じようなものですから、「単一性」、「純粋性」が重要なのです。

さて、「ABCレメディー」というものがあります。Aはアコナイト、Bはベラドンナ、Cはカモミラというレメディーの頭文字で、「ABCレメディー」とは、これら三種類のレメディーを一つのレメディーの中に混ぜて浸みこませてあるレメディーのことです。また、三種類のレメディーをそれぞれ一つずつ摂るというやり方もあります。

子どもに起こりやすい問題は、たいていこの三つの中に入ることが多いです。何かが急に起こる、それから熱がワーッと出る、それから、癇の虫というか、わけがわからないけれど、火がついたように泣き出す、その三つがうまくいけば、子どものことで困るようなことは、あまりないんです。ですから、この三つのレメディーで、お子さんについて、通常日常生活でセルフケアで解決したいことは、かなりカバーされます。

さて、各々のレメディーを少し詳しく見ていきましょう。

〔アコナイト〕

アコナイトは、何らか「突然」ということに関係します。

アコナイトは高山植物ですが、高山というのは、いろいろなことが突然起こりますよね。突然雨が降ったり、突然雪が降ったり、突然嵐になったり、いろいろな事が「突然」起こります。何かが突然起こったら、われわれはどうなるでしょう？　たとえば誰かがワッと驚かせたりするとどうなるでしょうか？　びっくりして、心臓に悪い感じがしますね。アコナイトの主要疾患領域の中には、「心臓」と書いてあります。心臓とか神経もそうですね。

つまり、こう考えてみてください。仮に、完全に健康な人がいるとします。健康な人が急に脅かされたらどうなるか？　それまで健康だったけれども、何か心臓に響くじゃないですか。心臓に響いて、さまざまな精神的なダメージを受ける。たとえば、私がみなさんを突然びっくりさせたとします。しかも一回だけではなく、何度もびっくりさせたとします。そうすると、ただ私が登場するだけで、「また何かびっくりさせられるんじゃないか？」という気持ちになったりしますでしょう？　そうすると、まだ私は何もしていないのに、何か心臓がちょっとどきどきしたりする。そのような症状を持つようになります。

ある動揺・攪乱があった時に、それに対してわれわれは何らか反応して、その状態に適応しようとします。本来、適応することそのものは、病気ではありません。でも、それがだんだん固定化してしまったら、それをわれわれは、「病気」と呼ぶようになります。私が驚かせたその時に驚くことそのものは、健全な反応ですよね。しかし、私がここに立っただけで、びっくりして呼吸が荒くなったりしたら、ちょっとおかしいと思うでしょう。それを「病気」と呼んでいます。

しかし、ここがとても重要なところなのですが、**病気というものは、もともと、健全な適応、健全な反応から来ている**のです。病気というものは、何か「健康」というものがあって、それと違う「病気」というものが別にあるということではないのです。適応すべきときに適応しているのであれば、これはもう「健全な反応」というだけなのですが、それが、さまざまな事情によって、だんだん固定化してしまって、元に戻らない状態になる。それをわれわれは、「病」と呼んでいるわけです。

ですから、「健康」と「病」というものは、何らか別々の、対立的な概念ではないということです。どんな病ももともと、健全な適応から始まっているということなのです。そして、もはや適応する必要がないのにそれに適応し続けてしまっているということなのです。

もはやそこに適応する必要がないのに適応し続けている。これを、ホメオパシーでは**デリュージョン**（delusion）と呼んでいるのですが、**「自分が真実だと思い込んでいるところの世界観」、すなわち「妄想」というものがある**のです。

とにかく、**病と健康は、別々の対立概念ではない**ということ。これを頭の中に入れておいていただきたいと思います。

アコナイトというのは、とにかく突然的な出来事に対して、自然に反応を起こしたときに、一連の循環として起こってくるような、そういう症状像である、まずはそう考えておいていただきたいと思います。

ですから「突然」ということに関係するどんな症状にも適応します。似たものが似たものを治すわけですから、アコナイト自体が、突然のことにびっくりしてそれが引き金となってさまざまなことが起こっている、そういうふうな人間のパターンや物語ということです。ですから、「突然」によって起こってくるどんなことでもいいのです。

たとえば、何年も前に偶然すごく恐ろしい事故を目撃して、それ以来おかしくなったというようなときにも、このアコナイトが使われたりします。これはものすごく便利なレメディーです。どんなことでも、突然何かが起こったときにすごく合うのです。大きなことから小さなことまで、何でもいいのです。

たとえば風邪の初期に飲みますと、ほとんど百発百中良くなります。ただし、この「初期」というのは、本当に初期なんです。風邪のとき、たとえば、「今、急にのどに何か（ウイルスが）張り付いた感じがする」とか、「何か今急にぞくっとした」とか、「何かおかしい」と思ったとき。これがアコナイトの「初期」です。何かおかしいと思ったときにアコナイトを飲まれると、たいていもうそれでよくなります。

ホメオパシーの場合、**症状を抑えるのではなく、その症状を全うさせる**のです。抑えるのではありません。**真の治癒が起こるとき、必ず一時的に悪化します。**ホメオパシーも、もちろんそうなのです。一〇〇パーセント悪化します。

急性の時には、急激に鋭く症状が出てきます。このときにレメディーを飲んだらどうなるかというと、急激に悪化します。そして症状を出し切って、ぐっと良くなります。そのときには、本当は一時的な悪化が起こっているのですが、ほとんどの人は気が付きません。ほとんどの場合、いきなり良くなったように感じます。急性の場合は、非常に短い期間で起こるからです。また、良くなるときは、悪化していても悪化とはあまり感じないことが多いのです。たとえば、風邪の時、汗がワーッと出てきたら、「ああ、これで良くなる」と感じます。汗を大量にかくというのは、ある種の悪化ですが、それを悪くなったとは感じませんよね。

慢性の場合には、それが非常にゆっくり起こるので、悪化として感じられる期間が、人によってはそれなりに長くあったりしますけれども、急性では、悪化を感じることはめったにありません。

アコナイトの場合、そのときにウワーッと症状を出し切ってしまうので、自分ではほとんどわからないです。出し切っているという感じもわからないので、ただいきなり良くなっていく感じがします。ですから、そこを大事にしていただきたいんですけれども、アコナイトは風邪だけではなく、どんなことでもいいのです。何か人に変なことを言われたショックだとか、とにかく何かが突発的に起こったらなんでもいいのです。「突発的に何かが起こった」ということそのものに最も良く似たものということです。その状況にとてもよく似ている。ですからみなさん、これは非常に使いやすいはずです。何でもいいわけですから。

〔ベラドンナ〕

ベラドンナの特長は、ウワッと「拡張」することです。

ベラドンナは昔からよく拡張剤としても使われています。昔は、女性がたとえばデートの前にちょっとベラドンナを目にさすということをよく行っていたんです。今はあまりしておりませんが、なぜそんなことをしたかというと、ベラドンナを目に入れると、瞳孔がワーッと拡張するんです。拡張して、まるでちょうど少女マンガに出てくるような、目の中に星がたくさんある、そんな感じで、とても目がきらきらとするんです。とても目がきれいになる。デートの前にさしたり、映画女優が本番直前にさして、急にロマンティックなシーンを演じていたりしたわけです。これは、ものすごく急速に拡張するんです。

ですからベラドンナは、セルフケア的には、高熱のレメディーとしてよく使われます。確かにセルフケアでは高熱に使いやすいのですが、ただ単に高熱というだけではないんです。レメディーの中心には、「拡張」というものがあります。

真ん中にあるものがワーッと拡張したらどうなるでしょうか？　ある種分裂します。たとえば、温かいものと冷たいものが二つに分離します。一気に拡張すると、ある種の分離が起こります。その分離から、「マテリア・メディカ」には「天使と悪魔」と書いてあったりします。

身体的には、高熱であるけれども体の末端は非常に冷たい。そして、すきま風に非常に敏感だという症状像があります。頭の方に熱が集まって、末端が冷えている。そういうふうな分離が起こる。そして、その分離が、身体だけではなく、心にも起こる。あるときには天使のような、またあるときには悪魔のような状態が、場合によっては起こるわけです。普段はとても紳士的な人なんだけれども、何かでスイッチが入ると、突然人が変わったみたいに怒ったり怒鳴ったり、殴ったり蹴ったりする。それが治まると、急に元のおとなしい、良い人に戻ったりする。そういう人間像がそこにあったりします。

普段おとなしいのに、急にカーッとなったりする。あまり途中がない。だんだん徐々に怒っていくという感じではなく、急に人が変わったようになる。そういうふうに、ベラドンナのさまざまな症状も、何か急に、アコナイトのように突然起こるのですが、ベラドンナの「突然」というのは、アコナイトよりもずっと激しく重い症状が、いきなり発現するという特徴を持っています。

以前、ある方から、こんなご相談がありました。その方のご主人はとてもおとなしい人なのですが、ある日、お話をしていると、突然ものすごく怒り出して、手がつけられない。突然大声を出して、物を投げ、暴力をふるったそうです。何か話の内容の中で、「逆鱗《げきりん》」に触れるようなことがあったらしいのですが、結局警察が来てしまったそうです。普段はおとなしい人なので、あまりにびっくりして奥様はＰＴＳＤ（心的外傷後ストレス障害）的な状態になり、ご主人がすごく怖くなってしまったというのです。それが何年も続いたというのです。１ヶ月に１回くらいそういうことが起きるということで、怖くてたまらない。そのときに、ご主人にベラドンナを飲んでもらったら、信じられないくらい、全く症状がなくなって、夫婦関係もとても良くなった、そういうことがありました。

ベラドンナ的な人というのは、普段は常識的な良い人です。どちらかというとおとなしくて、紳士的で理性的な人なんだけれども、何かでスイッチが入ってしまうと、全くそれと逆になってしまうという場合があります。

〔カモミラ〕

カモミラは、キク科の草花で「もう、我慢できない！」というふうな中心的な感情があります。「もう、我慢できない」ということは、「もう」とついているわけですから、初めから我慢ができないわけではないんです。その人なりに何らか我慢をしてきたんですけれども、「でも、もうこれ以上我慢できない。非常にイライラして過敏である」ということです。痛みとか、外的な影響に過敏なのです。

カモミラの人というのは、基本的に甘えるのがとても好き、手をかけられるのが好き、抱っこされるのが好きです。ずっと見られたり、触られたり、いつもケアされている感じが非常に好きな人なんです。

　昔から、いわゆる「癇癪《かんしゃく》持ち」とか、「癇の強い」と言われるお子さんがいますよね。そういう子どもには多少近いところがあります。「もう我慢できない」ということは、その人なりに、さまざまな形である種我慢している。たとえば朝起きて、お子さんに「朝のお掃除が終わったら、本を読んであげるね」といったとします。そのお子さんは本を読んでもらいたいし、いつもかまってもらいたいわけですから、とても喜びますよね。いつ読んでくれるのかと待っています。でもお母さんはとても忙しいものですから、いろいろ電話がかかってきたりとか、買い物に行かなくてはいけないとか、次々に用事がやってきて、だんだん遅れます。買い物に行ったら近所の奥さんから相談を持ちかけられたりして、「ちょっと後で行くわ」と家に来られたりして……。そこで「もうちょっと待ってね」と言うと、子どもはイライラしながらも待っているわけです。そのうち、だんだんだんだん、イライラがつのってきます。でも、いつか読んでくれるんだと思って待っている。どんどん時間がたって、やっと一息ついて、子どもに「さあ、読んであげるね」と言ったら、もう子どもは「もういらない！　あっち行け！」という感じになったりする。いつも抱っこをとても喜ぶので抱っこしてあげようとすると、「触るな！　あっち行け！　見るな！」と、そんな感じになる。

　最初は我慢していたんだけれども、次第に我慢ができなくなる。あるところで、もうどうしようもないような状態になって爆発する、ということなんです。

一枚の紙に喩えてみましょう。最初は何の折れ目やシワもない、まっさらな状態だとします。それが、待っているうち、イライラがつのってくるうちに、紙が次第に曲がってくる。でもその時に、「さあ読んであげようね！」となったら、スッと元に戻ります。しかし、どこかで我慢が過ぎてしまうと、紙が折れてしまう。折り目がはっきりついてしまうのです。そうすると、もう元には戻りません。「もうだめ！　もういらない！」というふうになってしまう。

お子さんなりに我慢しているんだけれども、もうこれ以上我慢できない、それがいろんな形で出てしまう、そんな状態ということなんです。非常にイライラして過敏になっているし、痛みとか、いろいろな影響に過敏です。見られたり、話しかけられたり、触られたり、普段はとても好きなことをすべて拒否します。

すごく甘えん坊で構ってほしいと同時に、その反対にもいっぺんになり得る、ということです。その中間がない。だから、すごく構ってほしいか、その裏返しになる。そのような軸を持っているという、そんな感じなんです。

それから、「感情が胃に感じられる」という症状がありますけれども、感情が胃に感じられるというのは、わかりますか？　心配事で胃が痛む、あるいは、怒りがすごく胃にあるような感じがしたり、胃そのものが痛むということもあるんですけれども、感情にもある種の存在場所というようなものがあって、胃に感じられるようなときというのもあるわけです。

またカモミラは女性にとっても、とても良いレメディーなんです。生理のときにいろいろなホルモンの状況によって、すごくイライラしたり、カーッとなって、普段考えてもいないようなことを言ったりとか、そういうようなときにも、じつはこれはとても良いレメディーでもあるんです。

それから、好転要因として、「汗をかく」というのがありますが、昔から発汗解熱剤として使われたことが多かったのです。汗をワーッとかいて、熱を下げる。

「あらゆる症状は全うしなければいけない」ということをお話しましたが、**熱は、全うしないうちに下げては絶対にいけない**ものなんです。熱というものは、悪いものではないんです。とてもありがたいものなんです。どうして熱は上がるのでしょうか。熱が上がると、何が起きますか？

熱が上がることにはいろいろな意味があります。その一部ではあるのですが、重要なことがあります。感染症によって熱が上がるとき、俗に「原因」と言っている「病原菌」は、おおむね熱に弱いです。38度、特に39度ぐらいになりますと、病原菌は次第に死滅していきます。熱が上がることによって病原菌が死ぬ。熱に耐えられなくなるんですね。

それもあって熱が上がるのですけれども、通常は「大変だ、熱を下げなきゃいけない」と思ってしまう。そして解熱剤を飲むと、せっかく熱が上がって病原菌がそこに生存しにくい環境になってきているのにもかかわらず、それを待たずに熱を下げてしまう。熱は下がりますけれども、病原菌は繁殖しやすい状況が再び帰ってくるわけなので、そこで病原菌はワーッと繁殖します。「熱を下げてもまた上がってくる」というのは当然なわけですね。熱がまた上がってしまう原因を自分で作っているわけですから。それを何度か繰り返して、最終的には熱が下がったりすることももちろんありますけれども、もっとひどい病気になってしまうこともあるわけです。

熱が上がりっぱなし、ということは、特殊な場合を除いて普通はありません。熱は上がって、そこで役割を全うしたら、自然に下がってきます。それが大事なのです。ちゃんと熱が上がって、その役割を全うすることによって**自発的に下がるようにすることが大事**なんです。

カモミラは、発汗させて、熱を上げて、解熱させる。これはわれわれが通常、熱をどうやって下げるのかということに添っています。風邪をひいたときに布団をかぶって、もっと暑くして熱をぐっと上げて、汗をワーッとかいたら良くなるということを私たちは知っているわけですよね。

「悪化要因」「好転要因」というのは、通常、全く反対のものだと思いますよね。しかし、同じことが悪化要因にも好転要因にもなるものもあるんです。

たとえば、ライコポディウムは、悪化要因に「温かい部屋で悪化」、好転要因に「温かい飲み物」。「温かい」というのが両方に載っています。場合によっては全く同じ言葉が載っています。同じものが「悪化」と「好転」両方に書いてあると、「これミスプリントじゃないか？」と思うことが多いと思います。ある種、論理的に矛盾している感じがするでしょう。

しかしそうではなくて、悪化・好転要因の「本質」というものは、それに対してとても敏感であるということなんです。それに対してとても敏感であるので、何も起こらないことが難しい。たいてい何かが起こるということなんです。とにかくその影響を非常に受けやすい。そして、何かが起こるほとんどが好転だけである、という場合には、「好転」のところだけに書いてある。「悪化」のところにだけ書いてあるときには、たいてい悪化が起こるという場合です。

両方書いてある場合は、悪化も好転もどちらも同じくらい起こるということです。ある種の「馬の背状態」とも言えます。ちょっとしたことで、右にも左にも行ってしまうわけです。ちょっとしたことで、悪化するのか好転するのか、そのときになってみないとわからない。

また、じつは、入門的にお話する範囲をかなり超えていることなんですが、「レメディーの症状像は合っているけれども悪化・好転要因が逆だ」という場合もあるんです。このとき頭の中に入れておきたいことは、「悪化」としか書いてなくても、じつは「好転」もあり得るということです。「好転」としか書いてなくても「悪化」もあり得るということ。その本質は、「敏感である」ということに尽きるんです。あることに対して敏感であって、そのとき何も起こらないということは難しい、たいてい何かが起こって、それが「どちら側に転びやすいのか」ということが書いてあるのです。

【Q】レメディーにも、魂、精神、感情があるというお話がありました。カモミラの場合、テーマ、中心的な感情が「もう我慢できない！」というものだと言われましたね。そうすると、そのカモミラのレメディーの「波動」は、「もう我慢できない！」という感じのエネルギーなんですよね。そうするとカモミラとして存在する魂の状態というのは、わりとつらいことなんでしょうか？　カモミラとして存在するというのはどんな感じなんでしょうか？

【A】「つらさ」というものを全く持たない人というのはいないのです。どんな人でも、何らかその人なりの「つらさ」というものがあって、それはその人のデコボコから生じてくるわけです。ですから、カモミラには、カモミラ的な「つらさ」がある。どんなレメディーもそのレメディーなりのある種の「つらさ」があります。その「つらさ」がある。どんなレメディーも同じです。ちょうど、人と同じように。その「つらさがある」という意味では、どんなレメディーも同じです。ただそのつらさの様態というか、「どういうふうにつらいのか」ということはみんな違うわけです。

たとえば、ある人がこんなことを言っていました。その人は、宝石業界に勤めていました。すごくお金持ちのクライアントのところに行きますと、信じられないような恵まれた生活をしているわけですね。金銭的には何の不自由もなく、五千万円くらいするダイヤモンドでも平気でぽんぽん買うような人です。そこに行って、「うらやましいですね」と話をしていたら、「あなたたちはいいわねぇ」と逆にその人に言われたというのです。「『お金で幸せが買える』というような錯覚をまだ持てるんだから、幸せよね」と。

その人はお金をいくらでも使えるのだけれど、ちっとも幸せではない。だから宝石をどんどん買ったりするわけですね。

みな、人それぞれデコボコがあるということは、そこから何らかの苦しみというか、必ずそういうものが生じているわけです。「苦しみ」があるのはみな同じですけれども、「どういうことで苦しみやすいのか」ということは人によってみな違う。要するにそういうことなのです。

先ほどのカモミラは、カモミラ的な「苦しみ」というものがもちろんあります。どんなレメディーでもそれなりの悲しみがあり、それなりの喜びがあるわけです。カモミラは、うまく循環しているときは、すごく嬉しいわけです。とても楽しい。カモミラは、うまくいっているときは、いろんな人から愛されているし、ケアされているし、もうすごく満足。人からケアされるだけで満足なわけですから、とても幸せですよね。ただ時々、先ほどのように「もう我慢できない！」となった時には「ガーッ！」となったりするけれども、そうではないときはとてもハッピーなので、カモミラが他の人に比べて幸せでないということは全然ないわけです。どういうことで幸せを感じやすいのか、苦しみを感じやすいのか。幸せの様態が違うということです。

【Q】植物として存在するカモミラはどうなのですか？「植物はみんなハッピーなのかな」と思っていたのですけれども、植物にも「ハッピーでない状態」というのがあるのでしょうか？

【A】これは、とても注意深くお話しなければならないことなのですが、植物とか動物には、私たちが言う意味と全く同じ意味での「ハッピー」とか「ハッピーでない」ということ自体がありません。「ハッピー」とか「ハッピーでない」という「概念」は、人間がある種作り出した人間特有のものなのです。

どうしてかというと、自然のままでいる植物とか動物というものは、「幸せ」とか「幸せでない」というように分断されているわけではないからです。そのように二極化しているわけではなくて、すべてが一つの大きな流れの中にいるわけで、それを「どう思う」ということもないのです。

たとえば、何かの植物が動物に食べられるとします。食べられてしまうので、植物はそれをとても嫌がっているとか、逆にとてもハッピーだとか、そういうこととはまた違うんです。それは自然の営みの、大きな循環そのものであるわけです。そこに、「ハッピー」とか「ハッピーでない」という人間的解釈、ある種の分裂というものはないわけです。

人間の場合は、動植物と違う、ある種の分断化が生じています。これは大きな話になってしまいますが、そういうものが存在します。

ですからこれは「カモミラ」と「カモミラ的状態」と考えてほしいのです。人間が、カモミラ的状態になったとき、カモミラ的に、ある種苦しみます。またそこには、カモミラ的な「喜び」もあります。でも植物にそのような、人間と同じような形で「苦しみ」とか「悲しみ」とかがあるわけではない、ということです。植物や動物にも、ある種の「感情」のようなものがあることは、その通りなのですが、同じ「感情」という言葉を使っても、人間の感情と「同じ」ものではないのです。

〔カルク・カーブ〕

カルク・カーブというレメディーがあります。これは、牡蠣《かき》の殻から採ります。牡蠣の殻の内側の乳白色の層を削ってレメディーにします。この牡蠣の殻のレメディーのテーマは、「防御と安定」です。

牡蠣というものは、外側は固い殻に包まれていて、中には非常に柔らかいぶよぶよした白い身があるわけです。そして牡蠣はあまり移動しません、できません。牡蠣が、たとえば水中をチョロチョロチョロと動いているところはちょっと想像しにくいでしょう。もちろん若干、移動はするんです。一日の中で数センチ程度移動したりします。基本的には岩盤にかなり頑固に張り付いて固まっているわけではないんです。若干移動します。そして、少し殻を開けて水中のいろんな養分を取り込んで成長します。でも決してガバッと口を開けたりしない。ちょっとだけ口を開けて、そして養分を取り込みます。

ちょうどホメオパシーでは、「生まれてからしばらくの間は、カルク・カーブ的状態である」というふうに考えます。どんな人であっても、生まれてからしばらくはカルク・カーブ的状態であると考えるのです。

つまりわれわれは、お母さんのお腹の中にいるときは、ものすごく「幸せな」状態です。どんなふうに「幸せな」状態かというと、母親と常に共にいて、自分で呼吸をしなくてもいい、自分で食べ物を摂らなくてもいい、何もしなくてもいい。全部、胎盤を通じて、いつも母親から、呼吸も、栄養もみんな来るわけです。そこから月が満ちて、外に出なきゃいけない。外界というのはどういうところなのか？　胎内とは全然違って、お母さんのお腹の中にいるようには、お母さんも守ってくれません。そのような形では守れないのです。外にいますから。どんなにお母さんが子どもをかわいがってくれたとしても、胎内にいるのと同じようには守れない。そして自分で呼吸しなきゃいけない。自力で呼吸しなきゃいけません。自力で、食物もちゃんと消化吸収して、排泄もしなきゃいけない。そういうことを全部、自力で行わなきゃいけないわけです。

つまりそのような、ある種のパラダイスのような環境から、外界に放り出されて、その外界に適応していかなければならないわけです。適応していくときに、まず大事なのは、ある種の「防御」をしなければいけないことです。外に放り出されて、何らか大きなひどいことが起こらないように、ある種の「防御」が必要です。したがって、とても慎重です。

牡蠣はあまり動きません。でも、防御だけ考えていてもいけない。なぜかというと、成長しないといけないからです。「防御」をしながら、自分のペースを守りながら、慎重なペースを保ちながら、でも「成長」をしていくのです。

牡蠣は、殻を少しだけ開けます。つまり、自分の安全というものを十分に感じながらも、自分の中だけで循環するわけにはいかないので、何らか外から栄養分（つまり、今まで「自分」ではなかったもの）を取り込んで、自分と一体化します。

食物はもともと、異物ですよね。消化吸収というものは、今まで「自分」でなかった「異物」が、自分の中に入ってそれと融合をして、新たな自分を作るわけです。常に新しいもの、今まで自分ではなかった「異物」のようなものと自分とが融合することによって、より大きな自分を形作っていくわけです。

そのような、非常に大事なプロセスというものを、慎重に始めなければいけないわけです。ですから、ここで慎重さと同時に、ただ慎重なだけではなくて、自分なりのペースでちゃんと成長していくことも、同時にやっていかなければいけないわけです。なかなか両立が難しい二つの要素を同時に満たしていかなければならない。「防御と成長」という、ある種、二律背反的な要素を両立させていかなければならない。

「マテリア・メディカ」には、「生まれ落ちてからしばらくの間、一歳以下の乳幼児」だとか「幼年期、老年期のあらゆる症状」というように書いてあります。「老人と子どもは似てくる」と言いますけれども、人生というものはいわゆる「出産から亡くなるまで」だけが人間の一生というのではなくて、より大きなサイクルの一部を切り取ってそう呼んでいるのにすぎません。

人の生涯というのは、本当はいわゆる「誕生から死亡まで」に限定されているわけではありません。ですから、老年期というのは、新たな形態で生に向かって準備をしていく必要がありますので、そこでまた違う形態の「防御と安定」ということになっていくわけです。

カルク・カーブは、子どもに対してとても良いレメディーです。もちろん子どもだけに使うわけではないのですが、特に子どもの成長期などに、非常にすばらしいレメディーです。どんなお子さんでも、一歳もしくは二歳くらいまでは、先ほど申し上げましたように、この世的な適応をしなくてはならないというところから、さまざまな症状が起こったりしているのです。そういう状況にとても適したレメディーだということです。

疾患領域は、あらゆる所に及びます。栄養関係（骨、皮膚、腺）、血液、胸、心臓、小児、右側、左側。そうしますと、人間のほとんど全部ということになってしまうわけですが、とても広範にわたって関係します。

カルク・カーブの人は、ある種とてもマイペースでのんびり屋です。「守る」ことと、「成長」していくこと。自分のペースで、ちゃんと慎重に、二つの相反するような要素を、矛盾的でないように両立させなければいけないわけです。つまり、「守る」ということは、方向として、ある種「閉じる」ことですが、「成長していく」ということは「開いていく」ことですから、いい塩梅《あんばい》に、開いていかなければならないということですね。いい塩梅に貝殻を開いていく。パカッと開くのでもなくて、ピシャッと閉じているわけでもなくて、ちょうどうまくバランスがとれるような開き方。それが、自分なりのマイペースということなんです。

ですから当然、冒険というものを嫌います。リスクがあるもの、リスクが高すぎるものを嫌います。さまざまな心配とか恐怖があります。お母さんの胎内という「あの世」から「この世」に行く。まあ胎内というのは、一般的な概念としては、「この世」だと思われるでしょうが、さまざまな理由から私は「あの世」だと確信しています。

それはともかく、今まで知らなかった「この世」に行くときに、当然心配が一杯あるわけです。「この世」はどうなっているのだろうか？　もし怖いものが来たらどうしよう？　とか、さまざまな心配があるわけです。

だから虫も怖いです。虫ってなかなかわけがわからないものです。昆虫を見て「ああ、自分のことのように虫の気持ちがわかる」と言う人はいますか？　なかなかそうはいきにくいんですね。たとえば花や動物、犬とか猫とかに対しては、恐怖をもつ場合もありますが、まあでもかなりの人が「気持ち」がわかったりしますよね。でも虫となるとなかなかわけのわからないものというか、とても「気持ち」を解読しにくい。ゴキブリの気持ちが良くわかる人って、あまりいないと思うんですよ。何だかすごく恐怖を感じますね。たとえば、ノミが牛くらいに巨大化して、私たちのまわりをのし歩いているという場合と、牛や馬などが歩き回っている怖さとは、また違うでしょう。（ライオンとかトラになるとまた違う恐怖になるかもしれませんけれども）、それは、動物というのは、われわれにある種近いのでわかるところがある。でも虫はすごく遠い感じがしてわからない。私たちは「わからないもの」に対しては、本能的に非常に恐怖がわいてくるわけなんです。

それから、「精神病への恐怖」というものがあります。自分の秩序を乱すものは、必ずしも外側からだけではなくて、内側から崩れていく場合があり、さまざまな精神病的なものによって無秩序な状態になることへの恐怖があったりするわけです。

「精神状態を観察されることを恐れる」、「貧乏への恐怖」、「残酷さを座視できない」とか、さまざまな症状がありますが、これらは「防御と安定」というテーマともちろん大きく関係します。

また同時に、「何かに魅了されたい」という特徴があります。英語では、magnetized と言うんです。マグネットは磁石ですね。何かに惹き付けられたい。カルク・カーブの人は冒険を恐れますから、自分から向かっていくことはなかなかできないのですが、でも成長していきたいわけですよね。成長するということは、何かすばらしいものに惹かれたいというか、すばらしいものと出会いたい。何か文句なくすばらしいものに惹かれたい。そういうすばらしいものに安心して自分を委ねたい。そうすると、安定と成長という両方ができる。安心できるので、防御を心配することなく、大きく成長できる。そういうことで「魅了されたい」となるわけです。

「よく働くが野心的でない」という特徴がありますが、自分のペースで、わりとちゃんとコンスタントに働くんですけれど、いわゆる野心的にどんどん冒険するわけではありません。

そしてこれが結構大事なんですが、「疲れやすく汗をかきやすい」。カルク・カーブの人は汗をかきやすいです。特に後頭部にじっとりと汗をかく。赤ちゃんとか子どもは全体的に結構そうなんです。頭の後ろに汗をかきやすいです。成長期というか、そういうふうな時期的なレメディーでもあると申し上げましたけど、そのような特徴があります。また、赤ちゃん独特の、ちょっと何ともいえない酸っぱい匂いがありますね。それは嫌な匂いじゃなくて、赤ちゃんのようないい匂い、酸っぱい、いい匂いがあります。

また、カルク・カーブの典型的、原型的な体質タイプは、「大きくて水ぶくれで、ぶよぶよしている」。これは多少誇張した感じですが、典型的には多少ポッチャリというか、少し水ぶくれというか、押したら水がピュッと出てくるような感じ、ちょっと水っぽい感じがあったりします。あくまで原型です。赤ちゃん的な体型というか、全体にぽっちゃりしているような原型があって、あまりいわゆるメリハリというか、胸がバーンと出て腰がピッと締まっているとか、そういうふうな感じというよりは、どちらかというと全体的に多少ふっくらしているような、そういうふうな原型です。

それから、「牛乳が嫌い」で「牛乳で悪化」。これもわりと重要な症状でもあるんですけれど、最初から母乳より牛乳が大好きなお子さんって、いるでしょうか？　まず、普通はいません。どうしてかというと、ごく単純に言いますと、牛乳は基本的に牛のお乳だからです。つまり、人間の都合によって与えられた「異物」であり、赤ちゃんにとって最も自然な飲み物というわけではないからです。

この牛乳に関しては、いろいろな議論があります。非常に体に悪いと思われる方は結構いらっしゃって、ホメオパシーの世界でも、牛乳はあまり飲まないほうがいいと言われる方は多くいらっしゃいます。牛乳は牛の飲み物で人間の飲み物でない。体にもさまざまな影響があるとかおっしゃるわけです。それはそれで、確かにそう考えられますし、牛乳をあまりお薦めしたりもしませんが、かといって牛乳が特に良くないから飲まない方がいいとまではあまり思いません。しかし根本的には、牛乳は人間にとって一番、自然な飲み物ではないだろうとは思います。

悪化要因に「ミルク」があります。これは母乳ではもちろんなくて人工的に作ったようなミルクですとか、人工的と言っても主に牛乳から作ったようなミルクですね。

細かいことはさておいて、基本的には「防御と成長」というか、「防御と安定」、そしてその中でマイペースで成長していくということ。そういう人生の変わり目、誕生、また終末というように、次の新しい人生へ向かってゆくプロセスの骨組をサポートするのに適したレメディーです。そして、人体的にも骨や栄養に非常に関係があります。

〔アージ・ニット〕

ある種の神経のエネルギーの管のようなものがある、とイメージしてみてください。健康なときには、神経の管がスーッとそのまま通っていますが、アージ・ニットの場合は、一部狭《きょう》窄《さく》があるような感じ、神経の管が一部グッと細くなっている、そういう感じなんです。

「マテリア・メディカ」には、不安やパニックとか書いてありますけれども、精神的な症状というよりも、これはむしろ神経です。精神的症状と神経とは、もちろん深い関係があるのですが、同じではないんです。ただし、ここで言う「神経」とは、現代医学的な神経そのものではありません。最初に申し上げたように、「エネルギー的神経管」です。エネルギー的というのは、「気の流れ」のようなものです。

通常スーッと通っていくことが、わりと多いのですが、ちょっと何かがあるとそこがグッと狭窄する、そういうふうになるということです。これは解剖学的な意味での「狭窄する」ということではありません。エネルギー的に狭窄する。フッとどこかで詰まってしまう、詰まってしまって流れない。ある種渋滞する。そうしますと結局、考えられることをちゃんと考えられなくなります。非常に不合理な、スーッと通っているときには考えもしないようなことを、すごく心配してしまったり、また予期不安が起こってしまう。そのようなことなんです。

〔アルセニカム〕

アルセニカムは、自己と非自己を極端に峻別します。アルセニカムは、アレルギーと非常に関係の深いレメディーです。「自分でないもの」を排除的に押し出そうとする、ある種の過剰に潔癖な感じです。

このアルセニカム、砒素《ひそ》というのは、猛毒ですよね。砒素の結晶というのは、青い、とてもきれいな形状をしています。妖しいくらい魅力的な、これ以外はいらない！ というくらい、青白くてきれいなんです。ここまである種きれいだと、自分以外の「異物」を入れたくないような、何か排除的で自己目的的な感じがするような、結晶の色をしています。非常におもしろいです。

〔カルク・フォス〕

それから、カルク・フォスは、カルク・カーブとフォスフォラスの両方の要素があるようなレメディーです。セルフケア的には、まずは「女生徒の頭痛」。これはいわゆる「学校に行ったら頭が痛くなる」という人です。学校に行くと頭が痛くなり、学校から帰ると頭痛が治るという人は、わりといらっしゃいますね。また仕事に行くと具合が悪くなるけれど、仕事から帰ると具合が良くなるとか、そういう人にピッタリしたレメディーなんです。しかし、怠けるのが好きな人とか、そういうことではないんです。その人にもわからないような、何らか深いところに何か原因があったりするわけです。

カルク・フォスは、そういう場合にはとても良いレメディーです。しかしそれ以外の状況に使う場合は、かなりの勉強が必要です。

〔カンサリス〕

それからカンサリスは、火傷、膀胱炎にとても良いレメディーです。カンサリスというのは、スペインの虫です。緑色の結構きれいな虫なんですけれども、触るとヒリヒリします。火傷をしたような感じでヒリヒリします。火傷も膀胱炎もヒリヒリしますが、そういうヒリヒリするような状態に合っています。

ただ、火傷の時には、前にもお話したように、冷たい水ではなくてぬるま湯にしばらくつけるといい。まずはこれをやるべきです。ほとんどそれで良くなるわけですけれども、それからカンサリスを飲まれると、もっといいと思います。

膀胱炎のときにカンサリスがうまく効いてくれたことは、今までの経験ですと、だいたい半分ぐらいです。カンサリスを飲んでピタッと良くなる方と、ほとんど変わらないという方とだいたい半々ぐらいいらっしゃる。つまりもっと根本的なところに関係するレメディーを飲まないと変わらない場合も多くありますが、膀胱炎にはとても力になってくれるレメディーです。

何らか火傷したような、ヒリヒリ痛いという状況の時、人間はどんな気持ちになるでしょうか？　ほんのちょっとしたことで何かカーッとなったり落ち着かなくなったりとか、すごい不満が出てきたり、罵倒したりとか、そういうふうな精神的な症状というのが出てくる。そういう症状をこのカンサリスは持っています。

おもしろいのは、「焼け付くようにのどが渇く、しかし水を飲めない、飲みたくもない」という症状です。焼けるような渇きはあるんですけれども、不思議なことに、「水を飲もう。飲まずにはいられない」というような「喉の渇き」とは違う、ということなんです。

たとえばブライオニアなどは、もう水を飲まないといられません。そういう種類の「喉の渇き」です。でもこのカンサリスの場合には、水を飲むということとは、ある種無関係というか、そこには結びつかないような、そういう種類の喉の渇きです。言葉上の理屈では、「渇いているんだから水を欲しがるはずだ」というふうに思ったりします。もちろんそういう渇きもありますが、「水を飲む」ということを考えもしないような「渇き」というものもあるということです。

〔カーボ・ヴェジ〕

カーボ・ヴェジでもいろいろな神話というか、びっくりすることがあるのですが、この間も、ある生徒さんがバラの切花を花瓶に入れていたのですが、うっかり水を切らしてしまったらしいんです。花がクタッと下を向いてしまって、曲がった部分が黒ずんでいました。普通、バラがいったんそうなったらもう回復しないと思っていたんですけど、ものは試しにと、一度切り戻して水に入れて、その中にカーボ・ヴェジを一粒入れてみたそうなんです。そうしたら二時間くらいで、ムクムクと花が上を向いてきて、いったんシワシワになっていた花びらも元通りになったんです。本当にびっくりですよね。このように、カーボ・ヴェジもすごくびっくりするような出来事がいろいろあるレメディーです。

そして、このカーボ・ヴェジは、呼吸に関係があると同時に、すごく胃が痛いとか、膨満感といいますか、そういうふうな症状にもとても良いレメディーです。なんだかお腹が膨れてきて、人によっては何か食べ物にあたったような感じで、グワァと膨れてきてお腹がいてもたってもいられないくらい痛くなってきて、そういうときにはこのカーボ・ヴェジはとても良いレメディーだったりします。

それから、癌の治療で有名な帯津良一先生のお話です。ハーネマンアカデミーでホメオパシーを勉強されて少し経った頃、ある患者さんが、消化器系が詰まってしまって、両端が完全に癒着して通らなくなってしまいました。消化器官の中にはいろいろな細菌がいますから、だんだんガスを出して膨れてくるわけです。じつは手術はできないんです。しかし、どんどんお腹が膨れて、どんどん皮膚がテカテカしてきて、最後は、破裂して亡くなってしまう。手の施しようがない。ただ破裂をある種待っているしか方法がない、そういう患者さんがいらっしゃったそうです。帯津先生の診療経験の中で二人目だったそうですが、そういえば、そういうレメディーがあったはず、と調べてみて、このカーボ・ヴェジを飲ませたら、パンパンに膨れあがっていたお腹が、二時間ぐらいしてスーッと引いてきて、みんなすごくびっくりして、患者さんもご家族もとても喜んでくれた、という経験があったとおっしゃっていました。そういう場合にもすばらしく使えるレメディーです。

〔チャイナ〕

チャイナは、最初にホメオパシーの原理を発見するきっかけとなったレメディーです。チャイナというレメディーは、一言でいうと、芸術家肌のレメディーです。通常、何らか芸術的なセンスを持っていることが多いです。

「最高のものを持ちたがる、美的で芸術的な人」という特徴があります。美しい色、詩とか絵とか、そういうものを好む。「最高のものを持ちたがる」というのは、これはお金のことというよりも、お金のことは関係なく、最高のもの。たとえばもし絵を描こうとするときに、その人なりの最高のものを描こうとしますよね。二番目くらいのものを描こうとする人はいないわけであって、何らか自分の最高のものを出そうとする。とにかくベストなもの。ベストなものをすごく欲しがるということは、それ以外のものはいらない、という感じなんです。

だからどんなものでも、本当のもの以外はいらない。本当の友だち以外はいらない。その人にとっては何でもとにかく「本当のもの」以外は全然意味がない。なので、世間話とかそういうものはすごく苦痛なんです。ただ単なる社交というか意味のない話を、ただ延々としなくちゃいけないなんて、考えただけで虫唾《むしず》が走るというか、そんなところには一秒たりともいたくない、そんな感じです。本当に信頼する人と、詩とか絵についてちゃんと話をしたい。表面的な触れ合いは絶対に嫌。

ここで非常におもしろいのが、それが身体的にも表現されていて、表面的にちょっと触られたりするのがものすごく嫌なんです。触るんだったらしっかりと触ってもらいたい。しっかりと、ちゃんとコンタクトを持つようなこと以外、すごく嫌なんです。だから、どこかちょっと痛いとき、さすったらだめなんです。グッと押さえるとか、そういうふうにすると良くなる。

しっかりとしたコンタクトというものを必要とする人なんです。表面的な付き合いの人と、ちょっとでも話さなければいけないとなったときに、その短い時間のことがグーッと自分の中に入ってきてしまって極度の疲労をするということがあります。本物の、その人の望んでいるような付き合いだったら、それがすごく深い和合をするんですけど、和合できないので一方的にそういうものが暴力的に入ってくる。そして自分をむちゃくちゃにしてしまうというか、幸せな和合ではなくて、ある種の暴力的な蹂躙《じゅうりん》のようなものになってしまって、それですごく疲れてしまう。「精神的な体液」がなくなる。「精神的な体液」というのがすごく重要なんですけれども、「体液を出すこと」で悪化します。とにかく何らか排出すること、下痢とか、嘔吐とか、出血とか、生理とかありますけれども、チャイナの場合、どんなことであっても、何らか出て行くと、じつは悪化します。

たとえば気持ちが悪いとき、普通はすごくムカムカしたら、吐くと楽になるということが多いはずです。でもチャイナの人は逆なんです。吐くともっと気持ち悪くなるんです。お腹が痛いとき、トイレに行って、何らか排出するとたいていは良くなりますが、チャイナは違うんです。もっとおかしくなる。なので、チャイナの人にはすごく困っちゃうんです。普通の意味での解決方法がなかなかないんです。おまけに非常にデリケート。

また、不運でこれ以上生きたいとは思わないけれども自殺を試みる勇気がないという感じです。また「犬のような卑しい食欲」と言われるのですが、そういうと犬が怒るんじゃないかと思いますが、これは英語で、canine hunger と言うんです。どういう意味かと言いますと、犬は皿からじかに食べるでしょう。見境なく、とにかく卑しい感じで食べるということなんです。犬は手を使って食べたりしません。口で直接食べるので、いわゆる西洋的には、「はしたない」とされていることなのです。口を皿につけてスープを飲むことはしないで、道具を使って口に運びますが、それも自分が近づくのではなくて、基本的に自分は不動で、スプーンとかそういうものでスープを口に運ぶというのが基本なので、それからすれば自分を皿に近づけるというのは、それだけはしたないという意味なんです。見境のない食欲です。

チャイナの人にとっては本質が大事なので、「それが欲しい」、「それが食べたい」、「それがいいんだ」と思ったら自分が近づこうが相手が近づこうが関係なく、とにかく本当のコンタクトが欲しいということなんです。そういうときに、何か作ったような表面的な礼儀のようなもの、そんなものは意味がない、本質だけが大事、そんな感じなんです。「芸術的」ということと、一見矛盾するようですが、言葉に振り回されないでください。言葉を通じて考えるということと、言葉に振り回される、ということとは全く違います。つまり、チャイナの人の食べ方は、ある種「芸術的ではない」食べ方なのですが、その本質は、夢中になってそれだけに集中する、ということなんです。

〔カシノシン〕

カシノシンというレメディーもあります（巻末のレメディーノートをご参照ください）。ある種完璧主義です。ベストであることを強く要求される。全部完璧にできて当たり前。しかしなかなか要求されているようにはいきませんから、傷だらけでもあります。典型的には、非常に思いやりがあって、ロマンティックな感じ、非常に繊細で、人のことを思いやり、とても責任感が強い感じです。そういう要素をカシノシンの人は持っています。

また、自分が落ち込んだとき、他の人がそのことを気にする、ということを気にします。ですから、人が気にしないように振舞おうとすることもあります。人が苦しむのを見たくないという気持ちがすごくあるので、他人が自分のことを気に病んでいるということが耐えられない。そうなってしまうこと自体をなくそうという心の動きもあります。

また、かなり高い確率で、たとえばご両親が非常に厳しくて、「こうでなければいけない」とか、「完璧であって当たり前」とか、また小さいときから、何らか多少過酷なくらいに重大な責任を負わされたりとか。もしくは非常に厳しい先生がいて、その厳しい先生の影響下に置かれていたりとか、何らかそういうことが非常に多いです。

カシノシンというレメディーは癌の細胞から作ったものですが、じつは当分の間、癌の患者さんには使ってはいけないということになっておりました。つまり、「似たもの」と「同じもの」というのは、じつは全然違うのです。「似ている」ということに妙味があるのであって、「同じ」だったら、ただ単にそれを強めるだけであって、出口がないということなんです。

ハーネマンはそう考えていましたし、そのことは、それなりに説得力を持っていたわけです。これは試すわけにはいきませんから、後継者たちも「同じものを投与するということ、特にガンの場合にカシノシンを用いることは危険である」と考えてきたわけなんです。

ただ、今から四十年くらい前から、少しずつ、タブーとされていたさまざまなことに対して、注意深くいろいろ挑戦し始めた方がいらっしゃって、今ではそれなりの安全なやり方というものがあって、癌の患者さんにもカシノシンを使ったりします。

ただ、インフルエンザイナムというレメディーは、結局はインフルエンザにしか使っていません。カシノシンの場合は、癌にかかっているわけではない人をむしろ中心によく使っています。なぜでしょうか？　それは、カシノシンには大きな広がりというか、時代的な背景というか、大きなバックグラウンドがあるためです。では、インフルエンザイナムにそれがないかというと、それはわかりません。断定はできません。ただ今のところそれはわかっていません。

少なくとも、今のところ、それ以外の使い方をしてはいないということです。
癌も、昔から今と同じように力が強かったわけではないですよね。結核の方がはるかに強い時代とか、ペストとかマラリアの方がはるかに強い時代というものがあったわけで、カシノシンは現代のそういう時代的な空気というか、時代的な社会システムだとか、そういうことと非常に関係しているわけです。

だから、カシノシンという症状像というのはそれだけ多岐にわたって、われわれのあらゆることと関連しているということがわかってきているわけなんですけれども、インフルエンザは、われわれにとって小さい存在とは言えないながらも、今のところ、インフルエンザイナムの中に大きな症状像があるとは見られていません。今のところ、ガンのような意味での力を持っているわけではないとされています。ただ本当のところはわかりません。インフルエンザはもうエジプト時代にそれらしき記述もあるくらいですから、ずっと昔からのものではありますが、それが今のように猛威をふるうようになったのは、一九一八年から一九年にかけてのスペイン風邪（正しくはスペイン・インフルエンザと呼ぶべきですが）の世界的大流行で、控えめに見積っても、世界中で約五千万人が亡くなったと推定されています。第一次世界大戦の遠因ともされるほどの大変な流行だったわけですが、この時以降しばしば世界的に流行しますので、もしかすると、大きな時代的背景を持っているのかもしれません。ただ、現時点においては、それがまだちゃんと開示されていないということなのかもしれません。

理屈上の話はともかくとしまして、今のところインフルエンザイナムは、狭い意味でインフルエンザの、いわゆる「予防」にしか使っていません。治療には使えないというか、通常使っていません。「予防」だけです。それは、インフルエンザイナムというものは、そんなに広い汎用性を持っていないからです。

なぜ「予防」には使えても「治療」に使えないのかということですが、たとえば火事が起こるとします。今この辺で火が燃えて、だんだん大きくなるとします。いわゆる「予防用」とは、火が起こりそうなところにとりあえず水をちょっとまいておくだけで、なかなか火は起こりにくいですよね。それは可能だけれども、燃え広がった後で、少しだけ水をかけたってどうしようもないでしょう。「治療用」に使えないとは、そういうことなんです。

一般のレメディーですと、それが両方できる。大きな広がりを持っていて、結果として「予防」にも使えるし、広がったときにも使えます。けれどもインフルエンザイナムは、われわれの知る限りにおいては、非常に狭い領域のものなので、そこにしか使えないということです。

第４章　症状からレメディーを選ぶ

1　レメディー使用上の注意Q&A

セルフケアのとき、「レパートリー」（症状からレメディーを検索するもの）だけからレメディーを決めるということのないようにすることが大切です。**必ず「マテリア・メディカ」を見てください**。必ず、です。それから、専門的なセッションの場合には、全体の循環に関係することなので、セルフケア用の本に書いているとかいないとかにかかわらず、全体の循環が良くなりますと、便秘や花粉症といった症状も改善されてきます。

《試しやすいレメディー》

【Q】この前、花粉症のセミナーで、花粉症とかインフルエンザに対応できるレメディーということで、その表面だけの、症状を軽くするためのレメディーと、さらに深い、その人の本質に迫るようなレメディーとの二通りがあるということを知りました。

私の母も、主人の母も花粉症なんですが、当然ホメオパシーというものは知らず、苦しそうなので助けてあげたいと思うんですが、なかなか今の私には勧めることもできません。

たとえばインフルエンザにはインフルエンザイナム、花粉症にはミックス・ポーレンであるとか、症状を起こしている人ならほぼ全般的に効果のあるレメディーがあると聞きました。私でも「お砂糖玉なので試しに舐めてみない？」という程度で友だちにも勧められるレメディーがあるそうですね？

【A】そうですね、ミックス・ポーレンはまさにポーレン（花粉）から作っているわけですから、とてもわかりやすいレメディーですよね。症状を根本的な原因から治癒していくというより、花粉に対する感受性が過度になっているのを、ノーマルにしていくということになりますが、まさに今おっしゃったように、いわゆる理屈的なことを理解してもらわなければ飲んでもらえないということではなくて、誰でも気軽に、普通の薬と同じような気軽さで飲めるようなものも存在するということは、とても重要なことだと思います。

この間、フランスでは全薬剤の三分の一がホメオパシーの薬だという話をしました。と同時に、フランスでは多少特殊な広まり方をしていると申しましたけれども、結局それだけ多く使っているということは、それこそ「生理痛に」とか、「頭痛薬です」とか、「お腹が痛いときに」、という感じで、症状の出方にある程度共通した表現の仕方をしやすいレメディーを集めているということなのです。そうすると、根本的にやったときに比べると、そこまでの効果はないのですが、それなりに何らかいいことが起こりやすい。そして、そういうやり方は、勉強しなくてもいい、理解しなくてもいい、すぐにそのまま使えます。でもその効き方というのは、やっぱり普通の新薬とは明らかに違うわけです。理想的な形ではなくても、それなりに違う。そこで「結構いいな」という感じがしてくると、興味が出てくる。すると、興味がなかったらやる気にならないことも、興味が出てくると、それなりにやってみる気になったりするわけです。

仮に、腹痛とか、胃痛とか、花粉症とか、元気があまりないとか、さまざまな症状に対して、それぞれに六つか七つくらいのレメディーが混ざっているとします。それぞれ、たとえば胃痛なら「胃が痛い」ということと関係するようなレメディーで、六種類なら六種類全部を一緒に混ぜて一本にしたものと、それぞれの種類を一本ずつにしたものと両方あって、まず全部混ざっている方を試してみます。それで結構いいなあと思ったら、本当は種類が少なければ少ないほどより効果があるので、興味を持たれたら、説明書きを読んで、自分に合っているかどうかを見て、「これは自分には関係ないな」というものを除いていくと、結果的に一つのレメディーに近づいてくるということになります。そうすると、誰にでも「これ、ちょっと変わったお薬だから」と、普通の薬を飲むのと同じような感じで飲んでもらえるし、説明もしなくていいし、もちろん効いてもらいたいわけですが、気楽にできるので、まあ効いても効かなくてもいい。これからの日本での健全な広め方の中で、すごく大事なことだなと思っています。

《レメディーの取り扱い》

【Q】ペパーミントをレメディーと併用するのはよくないのでしょうか？

【A】ホメオパシーのレメディーというのは、エネルギー的な非常に微細なレベルのものなので、ユーカリとかペパーミントのような香りの強い、エネルギーが強いものの横には置かないように、というような説明書きは、よくあると思うんです。

それは別に嘘ではないんですけれど、あまり気にしすぎる必要もないというふうに私は思っています。普通、大切なものをどういうふうに保管するかという、常識程度で考えればいいのではないかと思います。

たとえば歯磨き粉に入っているミントや樟脳がいけない、それはそれでもちろんわかるんですが、むしろ「これはいけない！　この近くにいったら大変なことになる！」と、それを心配しすぎることのほうが、より人間を病気の方向に持っていくことになるので、「これもダメ」、「あれもダメ」と、あまりそれを過度にやりすぎると、かえってよくないと思っています。

かといって「ユーカリをその周りにどんどん置きましょう、樟脳で周りをかためましょう」というわけではありません。自然な心得として、あまり匂いがきついものとか、電磁波がきついものの近くにないほうがいい、それは確かです。

【Q】保管するときに近くになければいいわけでしょうか。前に、ホメオパシーのレメディーをとっている人が、友だちにミントの飴を渡されて、「私ホメオパシーのレメディーをとっているからダメ」と言うので。

【A】気にしすぎる必要はありません。あまり神経質になりすぎる必要はない、ということです。それと同じように「エックス線や電磁波の近くに置かないように」というようなことを書いてあったりするものもよくあるし、エインズワース社製のキットの裏側にもそういうことが書いてあったりもします。

人によっては銀紙とか、そういうものを通さないような特殊な容器を売ったりする人もいるし、それはそれで、「いけない」とは申しませんが、あまりそのことに神経を使いすぎるというのは、私はちょっと違うかなと思っているんです。

その理由は、たとえば電磁波、エックス線とか宇宙線を遮断する袋を販売しているところがありますが、自然界にはものすごくたくさん、放射線とか宇宙線とかがあるわけです。それは空からも来ますし、地上からの自然の被曝というものも、じつはすごくあります。これは通常言われる公害などではなくて、地表から自然に出ている放射線というものが、たくさんあるのです。そういうものにわれわれはずっとさらされ続けているのです。

ホメオパシーのレメディーというものは、われわれに「より似たもの」でなくてはいけませんよね。しかし、われわれは放射線にさらされっぱなしで、レメディーだけはさらされない、ということになったとき、レメディーがわれわれにだんだん似てこなくなるということが、逆説的に言えるわけです。

　ある方面だけ考えると、「放射線とかによって、せっかくのレメディーにある微細な波動のようなものが壊されるんじゃないか」ということになります。物事をその一面だけで捉えると、そういう発想しか出てきません。その発想はもちろんよく理解できるんですが、トータルとして、レメディーはわれわれのためにあるのであって、レメディーそのもののためにあるわけではないですよね。われわれに似ていない、われわれに近づいてこないようなものだったら意味がないのです。そこであんまり「遮断」とかいうことにばかり意識がいって、まさに遮断ばっかりしはじめると、かえってわれわれから遠い存在になって、役に立たなくなるということも逆説的に言えるんです。

　だから、「ほどほどに」というか、トータルのバランスの中で考える必要があります。ユーカリその他に気をつけたりするのもいいですし、また歯磨きなども通常はミントなどが入っていますから、ミントが入っていない歯磨きを使ったりすることも、それはそれで決して悪くはないと思いますが、それがある種の脅迫観念のようになってきて、「これをしちゃうとレメディーが効かないんじゃないか」と気にしはじめると、いくらでも気にできるような要素がいくらでも出てきてしまうのです。

　そうするとわれわれは、いろんなことからより自由になっていかなければいけないはずなのに、その強迫観念によってどんどん不自由になり、違う形で閉じ込められることになるということもあるのです。そのあたりをトータルに考えることが必要だと思います。

《デトックス》

【Q】最近「デトックス」ということをよく聞くんですけれど、ホメオパシーで、かつての薬ですとか、添加物ですとか、何か身体にたまった毒素を除けるようなものというのがあるのでしょうか？

【A】「デトックス」という言葉は非常にわかりやすいですよね。ある種の毒的なもの、「毒」が入ったものを排出するということですね。しかしわかりやすいだけに、真実を隠してしまいやすいイメージです。そもそもわれわれは「毒」という言葉に引きずられてしまって、あたかも「毒」というものが実在するかのように思いこんでしまいます。

「『あたかも実在するかのように』って言ったって、毒物って世の中にはたくさんあるじゃないか、実在するに決まっているじゃないか」と、普通は思ってしまうんですけれど、**もともと「毒」というものが、根源的に存在するわけでは全くない**のです。

「毒」と「薬」という言葉は、通常は逆の意味で使われています。では毒と薬とは全く別のものなのでしょうか？　じつはそうではありません。毒と薬とは全く同じものなのです。というと、びっくりされるかもしれません。だって毒と薬って明らかに全く違うものだと思いますよね。でも本当は、「毒の本質」と「薬の本質」とは同じなのです。すなわち「何かの状態を変える力を持っている」ことです。自分にとって都合の悪いときに「毒」と呼び、都合が良いときに「薬」と呼ぶ。人間の都合によって名前をつけているにすぎないのです。**この世に毒でないものはありませんし、薬でないものもありません。**

たとえば毒になりそうもないものを考えてみましょうか。すばらしい水はどうでしょうか？どんなにすばらしい水でも、もちろん毒になり得ます。もし、一日100リットルの水を飲んだらすぐに死んでしまうでしょう。ちなみに、昔からあらゆる刑罰や拷問の中で、最も残酷なものは水責めだとも言われています。大量の水を飲ませ続けると、体液のカリウムやナトリウムなどのバランスがとてつもなく崩れます。そしてすさまじいくらいの痛みが出てきます。ともかく、毒と薬は同じものであるということ、ここは基本的認識として、とても重要です。

いろんなホメオパシーのやり方があります。ホメオパシーといってもピンからキリまであって、本当に深いところから、根本的なところからやっていくものと、現代医学の新薬の代わりにレメディーをただ置き換えているようなやり方をする人たちと、いろいろいらっしゃるわけです。新薬の代わりにレメディーを使うというのは、考えの枠組みを全く変えずに、たとえば「新薬は副作用があるが、ホメオパシーは副作用がないらしいのでそれを使おう」ということです。それはそれでそういうやり方を必要としている人もいます。そして、いわゆる「デトックス」という観点から、ある種排毒的な、そういうことに焦点を当てたやり方をする人もいて、そういうレメディーというものも存在はします。今、どういうことが気になっていますか？

【Q】よく言われる、重金属が体に残ってしまうことです。

【A】重金属から作ったレメディーなどを、「重金属用デトックス」だといって処方する人たちはたくさんいます。「予防接種のデトックスをしたい」と、予防接種から作ったレメディーを飲むとか、そういうものはいくらでもあります。それが意味がないとは必ずしも言いません。

ただし、**ちゃんとしたやり方をして選んだレメディーというものは、結果としてデトックスも含みます**。いわゆる「排毒」というふうにわれわれが呼んでいるもの、それを「排毒」とは呼びませんが、それをはるかに上回ることが起こります。だから、いわゆる狭い意味での「デトックス」というものをする必要はないということです。

局所的には、「重金属が、われわれをこんなふうに侵していて云々」という考え方、とにかく「そいつが悪い！　それをどうにかしなくてはいけない！」という単純な発想になってしまいますが、そういった狭い意味での「解毒」ではなくて、人の本質に根ざしたレメディーがちゃんと反応するときには、大きな全体の循環から起こってくることなので、通常「解毒」と呼んでいるものも内包します。ただ、「解毒」だけを行うわけではありませんので、「解毒」とは呼びませんが、当然それを内包するということです。

たとえば、真に健康になってインフルエンザにならないと、そのときには「予防する」とは言いませんが、結果としてある種の「予防」になっている。それと同じように、「解毒」とは呼びませんけれど、結果として、はるかに大きな意味で、それを内包するということが起こるということです。ただ、それはちゃんとしたことをやらないと無理なので、もっと簡単に、そこだけ考えれば、レメディーはいっぱいあります。そういうレベルに合ったものは存在します。

《セルフケアでのレメディーの服用》

【Q】私の場合、夜ぜんぜん眠れないんです。その際に飲むレメディーと、日中調子の悪いときに飲むレメディーは別にあってもいいのでしょうか？　時間をあける間隔とか。

【A】専門的には、夜飲むレメディーと昼のレメディーが分かれるということはあり得ないことです。一つのレメディーの症状像の中に、夜はこうなるとか、昼はこうなるとかいうことがあるわけです。ご自身も、昼と夜と全く違う人間になるわけではないですよね。お一人の中で、そういう変化があるわけです。人間のさまざまな変化、バリエーションというのが一連の流れの中にあるわけです。ですから本来は、そういう全体像を持っているようなレメディーを選ぶのです。症状像全体の中や、悪化好転要因の中に夜こうだとか、昼こうだということが書いてあったりする。そういうレメディーをできるだけ見つけようとされるのが本当はベストなんです。セルフケアのレベルでされるときも、夜のレメディーと昼のレメディーとが別にあるということはありません。

【Q】夜は眠ることだけに重点をおいて、コフィアとかそういうレメディーを飲むべきかなと思ったんですね。そうしたら日中たまたま風邪をひきまして、薬が重なるときどうしたらいいのかと思いまして。

【A】なるほど。不眠症とか、神経が高ぶっているとか、そういうときにコフィアというレメディーはそれなりに使えるレメディーですが、コフィアという一人の人間像から出発しなければなりません。たとえば「眠れない」といっても、眠れない人は世の中にたくさんいます。でも、みんな同じ理由、同じ循環で眠れないわけではなくて、たとえばすごく心配で心配で眠れない人もいるし、またすごく興奮しやすくて夜眠れない人もいるわけです。夜眠れないという**現象は同じでも、どこからそれがくるのかというのは人によってすごく違う**わけです。

それと同じように、夜眠れないレメディーはコフィアだけではありません。「夜眠りにくい」ということだけで何百種類もあります。ですから、それがどこから来るのかということを本来見ていくわけなんです。

とりあえずはセルフケアのレベルで考えると、その時々に応じたレメディーを飲んでいくことから始めるしかないので、その症状に合わせるところからスタートされるのはいいと思います。ただ、本来の姿がそうであるということではなく、そこから出発して、だんだん、**よりご自身の中心的なレメディーに移行していくということが、本当はいい**のです。

ただ、セルフケアはどちらにしても、あまり深いレベルではできません。「ちょっと頭が痛い」とかいうレベルではできますけれども、誰も自分のことを深いレベルでなかなかわからないわけです。他人のことはわかるんですけれども、自分とか自分の家族というのは、たくさんの情報はありますが、たくさんの情報があればあるほど自分の願望とか恐れとか、「こうありたい」とか「こうはなりたくない」とか、自分自身のフィルターが分厚く偏向し、「ありのまま」がとても見にくいということです。ちょっとしたセルフケア的なことは自分でできますが、深いレベルでは、自分のことはわかりません。自分のことを最もわかり得るのは自分であるはずなんですけれども、通常自分のことを一番わからないのも自分なんですね。ですからセルフケアではできないこともたくさんあります。

《ホメオパシーのセッション》

【Q】私はたぶんナット・ムールだと思っているんですが、私くらいの年齢になってくると、内面を出さずに表面を取り繕っていくことが多いと思うのです。そうすると、セッション自体に影響しないでしょうか？

【A】ご自身がナット・ムールだと思われているとします。実際そうかもしれないし、そうではないかもしれませんけれども、セッションをお受けになるときは、どういうふうにお受けになってもかまいません。極論すると、話したくないことは何も話さなくても結構ですし、嘘をついてもかまわないのです。

もっとも力量のある専門家がみる場合は、ということですが、専門的にみる場合は、短絡的に「こう言ったからこのレメディー」、「ああ言ったからあのレメディー」、となるわけではなくて、**「その人の存在のあり方全体」**を見ていくからです。**結局、存在のあり方、パターン、その人を最も中心的に動かしている根源的な力、軸をみていくのです。**

ですから、「全部お話しないと、もしナット・ムールだとしても、ナット・ムールだということがわかりようもない」ということではないのです。ナット・ムールの方は、端々からナット・ムール的なものがどんどん表現されているわけなので、必ずしも話さなくてもいいんですけれど、そのまま話していただくのが、もちろんベストです。また、せっかくいらっしゃるわけですから、できるだけベストな結果がもちろん望ましいですよね。そして、誰にも話していなかったことをお話することは、ものすごく大きなことでもあるわけです。

お話されなくても、レメディーを見つけること自体は可能なのですが、お話されますと、その人自身にとって一番良いのです。それまでため込んできたものが解放されていくわけですから。「セッションを受けてみようかな」と思ったときに、「ため込んできたものを解放したい」

という思いも同時にあるわけですね。

そのときにすごく大事なのは、「それを解放する気になるホメオパスなのかどうか」ということですね。誰にでも話せるわけではないのですから。そこで、誰にも話していなかったことを話す気になる、そういう存在ができるということも、すごく重要なことです。そういったことも含めてホメオパシーであるわけです。

《治癒に必要な時間》

【Q】普段は車が中心の生活をしていますので、電車はほとんど使わないものですから、駅の階段の昇り降りで、脚とかお尻がすごく筋肉痛になってしまって。帰って夜9時すぎぐらいに、ものすごい筋肉痛で動くのがつらくなってきたので、さっそく「マテリア・メディカ」を見て、自分でキットを持っていましたので、ルス・トックスをとってみたんです。その日の昼間の運動で痛くなったので、すぐ効いてくれるのかなと思ったんですが、夜11時ぐらいに寝るまでは痛みがずっと続いていたんです。でも、あそこまで痛かったら翌日もひきずるような痛みだったはずなんですけれども、翌日はそんなに痛くなくて、朝はちょっと違和感があったんですが、もう昼ぐらいには筋肉痛なんて全くなかったような感じでした。

その場で起こったことはその場でレメディーをとるとスッと治っていく、というような解釈ではちょっと説明がつかなかったように思うんですが、とらなかったよりはとても早く筋肉痛がなくなっていったという経験をしました。

【A】なるほど。そうですね、まずその日に夕方からもう痛くなられたんですか？

【Q】夕方に家についたんですけれども、痛くなってきたのは夜です。

【A】それは結構早いですよね。お若いということですね。三日間ぐらいたってから痛くなる方もいますから。

レメディーを飲みさえすれば、その場で起こったことがどんなことでもその瞬間に消えてなくなるというわけではありません。それは、ものによります。たとえばマラソンを42キロ走った。でもレメディーを飲んだらたちどころに、疲れがなくならなければおかしい、ということはあり得ません。ですから、「どういうことがその人に起こったのか」ということによるのです。翌日にはもうそれがなかったというのは、ものすごく早いわけなんですよ。通常そんなふうに痛くなったら、二日、三日、四日ぐらいはひきずったりするのが普通であって、飲まれたルス・トックスも、セルフケア的なレメディーの選び方としてはよかったと思います。痛くなり方も早かったし、良くなり方もずいぶん早かったかなという感じがします。そういう筋肉痛で、飲んだらすぐに筋肉痛がなくなるということは考えられません。

今申し上げたように、すべて、「どういうことが起こったのか」ということによるということです。たとえば、ちょっとだけ切って治るのと、ものすごく深く切って治るのと、治り方が同じじゃないとおかしいということはないですよね。何が起こったかということによって、その適正なスピードというものがあるわけです。

自然に放っておいた場合にもいろんな違いがありますけれども、レメディーを飲んだときには、そのスピードがものすごくアップします。しかし、どこかをはしょってスピードアップするわけではなくて、起こるべきことが速やかに全うされるので、早く済むことになるわけです。

【Q】レメディーを飲んで良くなる目安のようなものはありますか？　たとえば、小さいころから頭痛があって、セッションなどをうけてホメオパスからレメディーをもらう。それを全うしていくまでの期間というのも、やはり人それぞれなんでしょうか？

【A】これは本当に人それぞれなんです。同じような症状でも人によって全然違いますから、一番正確に言うと「人それぞれ」なんです。しかし、それだけでは何のことか全然わからないというときには、正確とは言えないんですけれども、一つの目安というものはあります。

最初に発症してから一割という目安です。たとえば十年くらいとすると、だいたい一年くらいが一つの目安です。発症して一年だと一～二ヶ月とかですね。

ただし、あくまでも目安にすぎません。「あのときに一割だと言った」とか、「十年患った病気でもう一年以上かかっている、これはおかしい」とか、そういうことではないわけなんです。

ある種苦しまぎれの目安なんです。何にもないと途方にくれてしまうので、かなり乱暴に「エイヤッ」と無理矢理に目安を出せば、まあ一割くらいという感じになるんです。

それから気をつけなくてはいけないのが、「本当に発症したのはいつなのか」ということですが、専門家が見たときと、ご本人の自覚とはすごく違うことがよくあります。ご本人にとっては、目に見える形になって、困るようになってからが「始まり」ですよね。でも専門的に見ると、じつはかなり前に兆候があって、そこからだんだんゆっくりと始まって、あるところから目に見える形になった。目に見える形になってからは五年だけど、実際にはその前に十年あったとすると、結局は十五年ということになるわけです。そういったこともあります。

《難しいケース》

【Q】私の友だちに、すごく重度の精神障害の人がいるんです。薬をかなり飲んでいまして、その人をセルフケアでどうこうしようとは全く思わないのですけれども、「ホメオパシーってそんなにいいなら私も飲んでみたい」と言い出したんです。私としては「専門家でないとそれ以上のことは言えないな」と思ったんですけど、あまりにもしつこく言われたので困っている状態なんです。実際、精神安定剤と抗鬱剤と、10種類くらい飲んでいて、身体症状もかなり出ているんです。消化器症状とか、メニエールみたいな症状とか。そういう場合、セルフケアの範囲でホメオパシーを使っても効果はあるのでしょうか？　またどういうふうに対処したらいいのでしょうか？

【A】いろいろな意味で難しいケースですね。その方に何らかのレメディーをあげてみることは、必ずしも悪いとは思いません。それにはそれの理由があるんですが、結論的にはもちろん専門家でないとどうしようもありません。そしてしかも、ただレメディーを処方すれば済むというだけではなくて、途中のフォローが非常に必要だろうと思います。現在の状況は、ある意味ではたくさん複雑骨折しているようなものです。

どういうことかと申しますと、たとえば何らか良くなってきたときに、ある種バランスが崩れてくるわけなのです。現在の状態は別にそんなにいい状態でないにしても、現在の彼女の状況と何らかマッチしたような、現在の状態というものがあるわけです。「何らかマッチした」というのは、それは良い状態だと言っているのではなくて、それに対応したような現在の状態というものがあるわけです。それがもし何らか変わってきたときは、いろいろなことがまた変わってくるんです。今までのさまざまなバランスが崩れてくるわけです。そうすると、今までは起こらなかったような問題が起きてきたりとか、いろいろなことが必ず起きてくるんです。そうすると、またそれをどうするか？　という問題が生じてくるわけです。

「複雑骨折している」というのはそういう意味で、単純にポンと、「これさえ良くなればその人の人生はこれでもうＯＫ」というわけにはいかないということです。問題なのは、ただ単に身体症状、精神症状というだけではなくて、「その人の人生そのもの」なんです。

そこでたとえば極論すると、今、いきなり精神的症状、身体的症状が、パッと良くなったとします。するとじつはすごく「具合が悪いこと」「都合が悪いこと」が起こってくるはずなんです。必ず起こるんです。

「これさえ良くなればこれも解決するし、あれも解決するし、これだって解決する」というふうに最初は思うのですが、実際はなかなかそう単純ではないのです。先ほど申しましたように、現在のいろいろな状況全体に対応して、周囲のいろんな人たちがいろんなレベルでその状態に適応してきている歴史があるので、何かに変化が起こると、「仮のバランス」が崩れて、いろいろなことが起きてきます。これについては、今までたくさん経験があって、へたに一部分だけを良くすれば済むという問題ではないのです。ですから、トータルな解決が本当に必要になってくるのです。

先ほどどうして、「ちょっとレメディーをあげてみるのも悪くない」と言ったかと申しますと、たとえば今すぐに「専門家のところに行きなさい」といきなり言って、それでOKならそれはそれでいいのですが、たいていはそう簡単には参りません。「専門家のところに行く」となればもちろんそれで結構なのですが、たいていそれは難しく、まずは「何か自分で飲んでみたい」となることが多いのです。

それで、まず自分なりに飲んでみる。もしくは簡単なセルフケアの知識程度を持っている人に頼んで、何かを飲んでみる。そうすると、ご本人がたいてい何かを感じることも多いのです。わかるんです。レメディーを飲んで、どこまで効くかはわからないのですけれども、ありがたいことに、効くのにもいろいろなレベルがあって、ものすごく効く場合、それほどでもないがまあまあ効く場合など、いろんなレベルがあります。また、どういうレベルに効くのかということもあるんですけれども、もしご本人が何かをお感じになったら、本格的にやってみる気になるということもあるんです。

どの症状にもその根源的なものがあります。最終的には何らか良くなり得るんですけれども、その道は一本道ではありません。こっちへ行って、またあっちへ曲がらないといけない、そしてまた曲がらないといけない、というふうな複雑な道を何度も歩かなくてはならないことが、そういう場合には通常あり得るということなんです。

また逆に言うと、そういう方にいろいろなことが起こり始めたときに、だんだんエネルギーが解放されてくると、周りが大変になったりすることがあるので、結構な覚悟が必要なんです。もちろんホメオパスにも覚悟が必要です。そういう人を一人抱え込むということは、じつは大変なことになり得ます。ものすごく時間をとられたりとか、生活も変わってくるくらいのことが起こり得ます。

ですから、何らか「これじゃないかな？」というレメディーを一度あげてみて、それで、それ以上は専門家でないとどうしようもないという話もしてみて、その上で、相手の反応をみるのがよいのではないでしょうか。

　その方がどの程度の状態なのかはわかりませんけれど、どちらにしても、もうその次は専門的に対処するしかないということだと思います。

《花粉症について》

【Q】たとえば花粉症の場合、普通の薬だと二週間前から花粉が飛び終わるまでの間服用することになっているんですけれど、具体的にホメオパシーでは、花粉症の場合、レメディーを飲むタイミングは、いつがよいのでしょうか？　また、そのときに新薬を併用したり、目薬とかを使った場合、効果はどうなのでしょうか？


【A】本来のホメオパシーでは、あまり時期は選びません。ホメオパシーのレメディーというのは、ある種の信号のようなものでもあるので、うまく適合するレメディーを飲まれた時には、その瞬間からいろんなことが起こり始めます。ですから、基本的にはいつでもいいということです。ただ、どういうレベルのレメディーを飲むかによって多少違います。いろんなレベルのやり方があるわけですから。

　花粉症の治療の中に、減感作療法というのがあります。花粉を注射して、だんだん感受性を鈍らせるというか、慣れさせるということです。それを週に二回から三回、何年間か続けると、その花粉に対しての感受性というものが鈍ってきて、それで六割から八割くらいの成功率があると言われている治療法ですが、週に二〜三回、何年間と、もう大変な負担を強いるものです。しかもアレルギーにしか作用しません。その人全体の循環を良くするということではなくて、ただ単にアレルギーと言われるものに対しての感受性を鈍らせるというだけなんです。

ホメオパシーでは、そのようなレベルでのレメディーもあって、花粉から作ったレメディーもあります。それは、減感作療法のように週何回、何年間というわけではなくて、飲んですぐ作用し始めます。ミックス・ポーレンを飲まれてから、全く花粉症が出なくなったという方もいらっしゃいました。飲んでからそのシーズン、一度も出ていない、そして今年も出ていない、と言われました。ミックス・ポーレンの場合は、通常シーズンの近辺か、入ってから飲まれるのが良いと思います。

また、もっと根本的なレメディーを飲まれる場合、自分では無理なことですけれど、専門的に処方されてうまくいったときには、もっと根本的なところから良くなっていくので、時期は関係ないです。仮にその人の花粉症のシーズンが五月ぐらいまでとしますと、六月とか七月に飲んだっていいわけです。もっと根本的なことが変わっていくので、時期に関係なくちゃんと反応して、花粉症的な症状を起こさなくなります。そしてそれは、ただ単に花粉症を起こさないということだけではなくて、もっと根本的なところから何か大きなことが変わって、その一部として、花粉症として表現されなくてもよくなってくるということです。

私も三年くらい前に、初めて花粉症のような症状になったんです。花粉症になって、じつは私はすごくうれしかったんです。「私も花粉症になったぞ！」という感じで。幸か不幸か、あんまり病気をしないものですから、病気の人の気持ちがうまくわからない、想像しかできないということもあって、「花粉症になれた、これでようやく一人前の人間になった」というような感じがして、とてもうれしかったんです。それで花粉症をしばらく楽しんでいました。目がしょぼしょぼしてかゆいし、それこそ目の玉を取り出して洗いたいような感じとか。でも、すごくうれしかったんです。

それでしょっちゅうクシュンクシュンやったりしていて、そうすると今度は生徒さんの方からも「花粉症は、どうにもできないんですか？」というふうな感じの質問がきたので、どうにもできないというわけではないのだけれど、「楽しんでいる」と言ってもたぶん理解してもらえないかなとか、言い訳をしているくらいにしか聞こえないかなと思いました。

そのころ、英国に二週間おきぐらいに行っていましたので、こちらの顧問でもあり、親しい友人でもあるミッシャ・ノーランド先生のところに遊びに行きました。妻は当時ミッシャ先生の学校でも学んでいましたが、「良いチャンスだからミッシャ先生のセッションを受けてみたら」と言われて、処方をしてもらったんです。そしてレメディーを飲むと、すぐに花粉症の症状がなくなってしまいました。ほとんどその瞬間です。数秒もしないうちにサーッとひいてきて、それから、もう何も症状が出ないんです。

でも、その一年後、ちょっとそういう感じがまた少し戻ってきたんです。またしばらく楽しんだんですけれど、「やっぱりそのままにしておくわけにもいかないなあ」と思いながらも、「これを飲んだらまた花粉症がなくなっちゃうなあ」と思ってちょっと寂しかったんですが(笑)、また飲むと、本当に一瞬にして治ってしまいました。ですから、ちゃんとその人に合ったものを飲むと、信じられないような感じで良くなります。

ただ単に、花粉症が良くなるということだけが起こるのではなく、もっと根本的な、秩序というものが、何らか再構成されるということです。「バランスをとる」という話をしましたけれど、いろんな症状が、それによってある種、**つじつまを合わせている**ということです。レメディーを飲んで症状がなくなるということは、それでもって**つじつまを合わせる必要がなくなってくるので、速やかにひいていく**ということです。症状を抑えているわけでも何でもないんです。全く何も抑えていない。ただ、花粉症を**必要としなくなる**ということです。

たとえば今のような体験をしないと、「花粉症を必要としなくなる」なんて、そんなのわけのわからない理屈というか、とんでもない妄想のような、わけのわからない話という感じがすると思いますが、本当にそうとしか言いようがないんです。その症状を必要としなくなるので、瞬時に治まります。そのように、瞬時に信じられないようなプロセスが起こるということを経験すると、そういう表現がだんだん受け入れられてくるんです。普通はそんなこと考えられないでしょう。飲んだら数秒のうちにシューンとなくなるなんて。抗アレルギー薬はそんなふうに効きはしません。**レメディーはある種の信号のようなもの**なのです。

2　症状別のレメディーの処方例

(1) けがをした場合

【Q】切り傷によい、即効性のあるものはありますか？　たとえば子どもが転んで切り傷を作ったら、すぐに軟膏を塗ったり消毒したりして、バンソウコウをあてるというのが救急的な処置だと思うのですが、それ以外に自然治癒的に治る方法があれば、お聞きしたいです。

【A】切り傷も、いろんな切り傷がありますし、深さとか、それによって多少は違ったりしますが、ホメオパシーでは圧倒的に、アルニカというレメディーを基本的には薦めます。アルニカはとにかくけが全体、特に出血を含めてけが全体にすばらしいレメディーです。

もっと深い切り傷とか、神経に達する傷となると、また違ったレメディーもありますけれど、でもその傷の如何を問わず、とにかくアルニカはけが全体にものすごく広く対応しています。

アルニカのクリームも併用されるともっといいです。

もう少し言いますと、たとえば、バンソウコウを巻くとかいうことは、最悪を防ぐには良いんですけれども、最高を目指すときには邪魔になります。本当は、一番良いやり方と思われるのは、アルニカを飲まれて、ホメオパシーのアルニカクリームを塗ってそのまま放っておくことです。これが一番良いです。圧倒的にいいです。バンソウコウを巻くよりも、感覚的には少なく見積っても三倍から五倍、治癒が早いです。

バンソウコウを巻く意味は、全くないわけではないと思うのです。たとえば、そこに何かが当たって傷口が開いたりすることを防ぐには良いと思います。ただ、バンソウコウをしますと、いつまでも乾燥しないですよね。いつまでもその状態を保ってしまうというか。アルニカのクリームを塗って放っておいたら、どんどんものすごいスピードで治癒が進んでいくんです。そして、いわゆる感染症的なことを気にされる必要はまったくありません。クリームでちゃんとカバーをしていますので、そこで自然な空気とうまく循環をして触れ合って、適度な湿り気は保ちながら、どんどん治癒が進みながら乾燥していって、元の状態にものすごい早いスピードで戻ります。それが一番いい方法だと思っています。私の場合も、家族にもその方法をいつもしていますし、薦めています。

たとえば傷がものすごく深いとか（深くても包帯とかバンソウコウを巻かない方法もあるのですが）、そのような場合は、特に初期には、その方法で最悪を防いだ方が良いこともあると思いますし。ただ何にでも時期があって、最悪を防ぐことが一番重要な時期、それを過ぎると、最悪を防ぐこともそれなりに大事なんだけれども、よりベストなことを目指していった方が良い時期もあったりするので、そのあたりは慎重に、時期によってやり方を変えるということも必要だと思います。

たとえば骨折なんかもそうなんです。骨折した時に一番大事なことは、まず骨をちゃんと繋ぐということです。それからスタートするわけなんですけれども、骨折の初期は、とにかく少々何があっても骨がずれないようにギプスをすることがもちろん大事なのですが、それを「念のため」と言ってずーっといつまでもやり過ぎてしまうということがあります。われわれが骨折していないときにギプスをはめたらどうなりますか？　だんだん足がおかしくなるでしょう？　せっかく良くなってきているにもかかわらず、ギプスによってなかなか良くなれないということがあるわけです。

最悪を防ぐことが大事な時、もちろんギプスをしなければならない時期はあると思うのです。それは一般的にギプスをさせられる時期の、おおまか半分から三分の一くらいかなと思っています。ただその時には、注意が必要です。ギプスを外していきなり走り出したりすると、そうなると大変なことですけれども、注意をしながらも、あまりそこでやり続けないというのが、結構大事なことだと思います。それによって、骨折された方は、最初に病院で大げさに言われることも多いと思いますが、その五分の一から三分の一くらいの期間で全快していることが多いです。それを適切にコントロールするならば、ということですけれども。

〔アルニカ〕

呼び方はアーニカでもアルニカでもどちらでも結構ですが、これはセルフケアで使うときにとても良いレメディーです。さまざまな意味でのトラウマ（外傷）に対して、とてもすばらしい効果のあるレメディーです。

トラウマ（trauma）という語は、日本語に訳したときには「心の外傷」というイメージで捉えられていますけれども、もともと心の傷だけを指すのではないんです。心はもちろん、また体も含めた、いわゆる外傷。心身への外部からの介入です。

「外傷」というのは通常、一方的に侵入してくるような、そんな感じがします。本当に一方的かどうかということは、深いレベルになるとまた違ってきますけれども、何らかのケガをしたときは、「外からの介入」ということになります。

「心身への外部からの介入、それに伴う尊厳的プライドの発動」。これは、その人が愉快ではない、快適ではない、何かを侵すような形での侵入というか介入、そういうことに関連してくるわけです。日本語で「プライド」というと、何か威張っているというか、そういうふうな感じが語感上ありますけれども、アルニカのプライドというのは、威張っているようなプライドとは全然違うんです。普段（それが発動していないとき）は、「プライド」とも何も思わない。

アルニカの「プライド」というのは、むしろ「尊厳」（dignity）という言葉が一番ぴったり来ます。というのは、「私の方が上よ」ということではなくて、ただ、「自分は自分である」ということなんです。普段は、「私は私なのよ！」ということを誰に対してもアピールする必要はありませんから、普段はきわめて静かに発動しています。何か周りに目にもの見せてやる、という感じで発動しているのではないわけです。

しかし何かで傷つけられるようなことがあったときには、急に発動します。みなさんが歩いていて、誰かに乱暴にボーンと肩をぶつけられたとします。みなさんどんな気持ちがしますか？　ぶつけたほうは知らん顔して行ったとします。全く平気でしょうか？　何が発動しますか？

「何だよ?-」、「何これ！」って思うでしょう。それはなぜでしょう？　ごくごく普通に通り過ぎた人に対して「何これ！」と思ったりはしませんよね。自分自身と相互作用が大きなレベルで起こっていないからですね（もちろん微細なレベルでいうと、どんなことにも相互作用はありますが）。

そこでガーンとぶつかってきたということは、ある種「介入してきた」ということですよね。それが、うれしいような関係の仕方であればまた違いますけれども、そこにある種の無礼というか、「自分が自分である」ということを損なうような形、自分自身の尊厳というのを何らか損なうような形で介入が起こってきたわけです。そうしますと、そこで何かが発動します。それは「尊厳的なプライドの発動」ということなんです。

たとえばみなさんが、何かに引っかかってバーンと転んだとします。たとえば人前で、駅なんかで転んでしまった。そのときに、みなさんどんな気持ちになります？「私が転んだの、みんな、見てください！」という気持ちになる人もいますけれども、そうなる人は、違うレメディーをたぶん必要としますね（笑）。通常は、「私を見ないでください。何もなかったように、もうとにかくどこかに行ってください、何もなかったようにしてください！」そういう感じになりますね。

アルニカというレメディーは、「私は大丈夫なので、他の人を看《み》てください」というふうに、自分の尊厳がどこか傷つけられているので、そのようなかっこ悪いような状況になったときには、「これ以上私をじろじろ見たりとか、私に構うということは、私の傷つけられている尊厳をもっと傷つけることになるので、私にかまわないでどこかに行ってください」、という感じになるわけなんです。

これはとにかく、何らかのけが、肉体的なけが、それから心のけが、何でもいいんですけれども、そういうことに関してとてもすばらしいレメディーです。

ウサギギクという植物から作られているのですが、このウサギギクの花びらは、ウサギの耳によく似ているのです。ウサギの耳ってどうなっていますでしょうか。真ん中がちょっとへこんでいるんです。まるでちょっとかじられたみたいになっているんです。ある種そこで傷つけられたというか、完全にピーンとなっているわけではないんです。そのように、心身への侵害というか外傷を受けたようなときに良いレメディーです。

そして疾患領域としては「血液」。けがをすると血が流れますよね。心の傷でも血が流れます。肉体的な血ではないんですが、気持ち的な血（感情や涙）だって流れますよね。そういうふうな血液、血というものと非常に関係があります。

当然、神経としては過敏になっているというか、けがをしていると普段よりも痛みを感じやすい。心のけがをしたときも、なんでもないことに対しても過敏になります。人に何らか触れることに恐怖があったりとか、悪化したりする。

「『私は大丈夫なので他人を看護してください』などと言う」といった次に、「ささいな症状を誇張し心配する」と「マテリア・メディカ」に書いてあります。反対の症状ですね。これもまるで先ほどのカモミラのときのように、どちらかになりやすいということです。たとえば、けがをしたときに、もし家族が「大丈夫？　大丈夫？」と聞いたら、「うん大丈夫、大したことない」と言います。でも家族が全く無関心だったらどうですか？　全然知らん顔。たとえば恋人とかに「いやー、結構なけがをしたんだ」と言ったとき、「ふーん、ああそうなの、わかった。ところでね…」という対応をされたとすると、何とも言えない気持ちになるでしょう。それで「いやー、まだちょっと、痛いかな…」とか、「イタタタ！　これはさっきのけがのせいかな」とか、今度は注意を引きたくなったり、そんな気持ちにさせられたりしますでしょう。

そういうふうに、どちらかになりやすいということなんです。両方ある。相手が「大丈夫?」って心配してくれたら、満足して気が済んで「大丈夫なのよ」というふうになるけれども、全然心配しなかったら、今度は「いやー、本当はこうなのに…」という感じに、自分の気持ちは同じであったとしても、相手次第で表現がどっちかになってしまうということなんです。

人の気持ちというのは、何か定まった、確定したものというよりも、いろんなことによってによって左右されやすい、どっちにもなりやすいということでもあるのです。いろんなこと

アルニカは全体的に、けがに関してのすばらしいレメディーですので、手術でも歯の治療でも、けがに関することだったら何でもいいんです。また事故など、ショックで発症したとか、そういうときにもいいです。事故の後には、青アザとか腫れとかが起きやすいんですけれど、その直後に飲みますと、青アザや腫《は》れが起こりにくいです。青アザや腫れの「予防」になります。あえてカッコつきで「予防」としますけれども、一般的に言う「予防」とはちょっと違う意味なので、カッコつきです。これはまたいずれ「予防」についての話をする機会があるので、そのときにしますが、事故の後に青アザとか腫れなどの症状がなぜ起こるかというと、前に火傷の話がありましたよね、それと同じなんです。

何らかそのときに出し切れていなかった、全うしきれなかった、成仏しきれなかったディスターバンスのエネルギーが、まだ留まっているために、青アザや腫れというものになってしまうんですけれども、事故の直後にアルニカを摂って、そのディスターバンスをちゃんと全うし

てくると、もはや青アザその他になって表現されなければならないようなディスターバンスが残りにくくなるので、青アザとか腫れにはなりにくくなります。

「身体中、患部に打撲の感じ」というのは、ディスターバンスが中に留まっていて、それが後遺症的な感じで感覚的に残っているということです。またそういうことによって血が滞ってしまって、鬱血《うっけつ》も起こりやすい。血液に表現されやすいわけですけれども、それがうまく流れない、どこか鬱血する。

また、睡眠後に悪夢で目が覚めたりしてビクッとなるという特徴があります。睡眠とは一体何なのかということは、またどこかで話をしようと思いますけれども、睡眠とは、とても不思議なものですよね。私たちは夢を見たりとかいろいろしますけれども、なぜあらゆる生き物は寝るのか？　ここではあまり深く追究しませんけれども、なぜ寝なければいけないのか？　なぜ寝ないともたないのか？　一度考えてみてください。そういうことと、じつは関係があるんです。

好転要因としては、「外気」や「冷水」があります。この悪化要因・好転要因というのは、それぞれ「なぜそういうところに敏感なのか」というところに深い理由があります。「こういう理由だから悪化するんだよ、好転するんだよ」ということが、わかりやすい場合もありますが、必ずしもわれわれにはわからないこともたくさんあります。一応わかるものはわかるし、わからないものは、とりあえず置いておいて下さい。

【Q】先月、スポーツ事故で膝を強く打撲してしまいまして、学校でアルニカクリームを買ってつけてみたんです。自分で傷を見て、一週間ぐらいは腫れは引かないだろう思っていたんですが、思ったよりすごく早く腫れが引いてびっくりしました。そのときはクリームを塗ったんですが、たとえばレメディーを摂ったときとは、どう違うのでしょうか?

【A】今のような場合は、一番良いのは両方やることです。レメディーだけだった場合と、今のような場合は、クリームだけだった場合とでは、多少違います。どちらが良いというよりも、今のような場合は、良くなり方の経路がおそらくちょっと違うと思います。

事故に遭うとか、打撲を負うと、ご自身で意識されなくても、体だけではなくて心の中にさまざまな後遺症的なことが何らか起きますので、アルニカのレメディーを摂られたときには、そういった心身のさまざまな全体的なことをより広く回復してくれるということはあるだろうと思います。クリームだけの場合は、もちろん心の方にいかないわけではないのですが、主に打撲に関しての回復、そこにかなり限定されてくると思います。だから、両方されるのが一番良いと思います。

よく、ホメオパシーの本などには、「アルニカは傷が開いているときには向かない」と書いてあったりしますが、それはハーブの知識から来ているものです。それは半分正しいと同時に必ずしも正しくないところもあります。ハーブは、成分がある世界で、濃いものを使っているので、ハーブのアルニカのクリームを、傷口が開いているところに擦り込んだりすると、もう絶叫するくらい痛くなります。

ハーブのクリームとホメオパシーのクリームとは似ています。何が似ているかというと、どちらも成分があります。けれども、ハーブのほうが成分がはるかに濃いです。ホメオパシーのアルニカクリームだったら、傷口が開いていても何の支障もありません。安全に快適に使えます。ただ、ホメオパシーのクリームの代わりにハーブのアルニカのクリームを使ったりすると、成分が何十倍か濃いのですごく痛くなります。クリームだけちょっと気を付けてください。

〔カレンデュラ〕

カランデュラは重要なレメディーです。一般に、「傷の消毒的なナンバーワンレメディー」と言われています。何らか化膿が起こるような、口の開いたような切り傷に最適です。けがにはまずアルニカというふうにお話しています。どんなけがでもアルニカで基本的にはかまいません。または、急だということで、アコナイトもとてもいいんです。この間、すごいけがをして、アコナイトを飲んだらあっという間に傷口が塞がって良くなった、という人がいらっしゃいました。けがは必ず急に起こりますから、アコナイトもいいんですけど、アルニカが一番広くカバーします。

その中で、カレンデュラは口が開いていて、何らか傷口が引き裂かれている、破れている、そういうときには非常に良いレメディーです。

カレンデュラの特徴の一つに、手術の傷の不完全な縫合《ほうごう》があります。これは今までに何人かいらっしゃるんですけれども、傷がちゃんと縫合してない、結構汚く縫合してあることって、ままあるんですよね。特に緊急的な事故で、結構ひどいけがをしたときに、救急で運び込まれるような場合には、傷口をできるだけ丁寧にとか、そんな余裕もないので、もう大まかにパーッと縫うことが案外多いようです。そして後で、またそれを美容整形的にきれいにしたりするということもあるようです。以前、事故から五年か六年くらいしてからここの記述を見られて、「これはいいかもしれない」と思ってカレンデュラを飲まれました。そうすると、そこからしばらくは忘れていたんですけれども、半年ぐらいして「ああそう言えばレメディー飲んだな」と思って傷のところを見たら、前よりずっと良くなっていたと言われていました。ですから不完全な縫合も少しずつうまく整っていくということがある。そういうレメディーです。

（2）便秘をしている場合

〔ブライオニア〕

「レパートリー」の便秘のところから見ていきますと、まずブライオニアというレメディーがあります。「便秘なのに便意を催さない。便は硬くて乾いていて出すのには大きすぎるように思う」という感覚があるというわけです。ここで「マテリア・メディカ」のブライオニアのところを必ず見ます。

ブライオニアというレメディーは、特徴として、セキュリティ（保障）を求め渇いている。その具体的、物質的な証としてお金や財産にこだわる、渇きの具体的表現としてお金に「渇いている」、物質的世界に根ざしている、貧乏への恐怖、お金の話ばかりする、小難しい、また身体的表現も〝渇いている〟、粘膜の異常な乾燥、とあります。

ブライオニアというレメディーは、全体としてとにかく渇いていて、ある種の「水」を欲しがっています。非常に「水」を欲しがっています。そしてこの「水」は、いろんなレベルで必要とされているわけです。「水」が、「渇き」に対するある種の癒しになっているわけですが、たとえば「セキュリティ」とか、「貧乏への恐怖」とか、この世で生きることへの不安とか、そういうものに対しては、お金とか財産とかいうものが「水」に当たるわけです。また身体的にも、水を非常に欲しがっています。精神的レベルにおいても肉体的レベルにおいても、とにかく全レベルにおいて「渇いている」という感覚があります。それが肉体的にも表現されます。ブライオニアの便秘は、そういう「渇き」に関係していて、そういう経路から来る便秘です。

〔ナックス・ヴォミカ〕

それからナックス・ヴォミカです。ナックス・ヴォミカの中心には、何らかちゃんとした仕事をして、ひとかどの人物になりたい、社会から認められるようになりたいという、そういうふうな志・野心がすごくあるわけです。場合によっては、人を蹴落としてでも自分が認められたい、そういう方向性の気持ちがあります。

消化器官とか精神・神経系などに症状が出やすいですが、内面的に極度に駆り立てられていて、制限されることを嫌います。そういう野心がありますから、制限されることが非常に嫌です。野心的で、自分自身が立てている目標にある種支配されています。場合によっては狂信的、また、目標に閉じ込められたような状態、キチキチしている、他人を非難する、という症状があります。ひどい場合には、人を非難することによって自分が認められようとする、そういう感じがあります。責任感が強い反面、好戦的で、人の欠点やミスを許せない、イライラして嫉妬深い、外観に過剰反応する、喧嘩っ早く暴力的になることもある、野心家で仕事も遊びも一生懸命やって、手抜きがなかなかできない。独立的、朝三時〜四時には起床して活動することが多い、起きたとき非常にイライラしてみじめな感じ、睡眠不足から発症、二度寝して二度目に起きたときにはみじめな感じ、仕事中コーヒーが要り、寝るのにも酒が要る。神経質で消化器系が弱い、といった症状群があります。

いつも他人を蹴落として自分が上に上がりたいという方向性のメンタリティを持っているの

で、人のことはすごく気になります。そして、他人が自分を出し抜いていないかとか、そういうことがすごく気になります。ですから、刺激物を必要とするのです。お酒を飲んだり、タバコを吸ったり、異性にいったり、そういうふうなある種の癒しです。いつもイライラしていたり、誰かが自分を出し抜いてないかと、いつも人のことにキチキチイライラしていたりすると、胃にいいわけないですよね。消化器系は非常に弱いです。

そういうところから、便秘にもなりやすいです。何度も便意を催すけれども、トイレに行くと出ない。慢性的におなかの調子が悪い、何かくだしているような感じがある。でも実際にいくと、スッキリとは出ない。

いつも心配事を抱え込んで、いつもイライラしているので、気持ちの中でもスッキリしたという感じはなくて、いつも何か抱え込んでいる、ナックス・ヴォミカの便秘は、それと同じような感じでずっと残っている、そんな感じです。

〔シリカ〕

それからシリカです。シリカというレメディーは、珪素《けいそ》です。ガラス等の材料で、水晶の主要組成元素ですけれども、ガラスというものは硬いですよね。たとえばガラスのコップを簡単に曲げたりできるでしょうか？　曲げられませんね。紙とかは簡単に曲がりますけれども、ガラスを紙のようには曲げられないです。もちろん熱したら曲げられますけれども、普段の状態では曲げられない。これを無理に曲げようとしたらどうなりますか？　砕けますよね。

シリカというレメディーは、柔軟性がありません。シリカの中心には、ある種の「自信のなさ」があります。後ほどお話するライコポディウム的な「自信のなさ」とはまた違う種類の「自信のなさ」です。

シリカ的な「自信のなさ」というのは、自信がないので、人に対してはそれなりに柔和に対応します。わりと穏やかな表情でニコニコと人の話を聞きます。人が何かをアドバイスしたり、たとえば「こうしたほうがいいんじゃない？」と言われると、「ああ、そうですね。本当にそう思います」という感じで答えます。でも、右から左の耳に全部抜けていくんです。シリカの人は、深いところで自信がないことを自覚しているので、人のアドバイスを聞くということは、どこかしら自分の自信のなさを認めたことになるような、そんな感じがしてしまうのです。

だから人の意見を聞けません。自分の意見にものすごく固執して、ものすごく頑固です。外からはあまりそんなふうには見えませんが、じつは非常に頑固です。

本当に自信があるなら、人にアドバイスされてそれが本当にいいと思ったら、「じゃあそうしよう」となるのですが、自信がないために、人のアドバイスを受け入れることは、自分のどこかで無意識にはわかっている弱さを認めることになる感じがする、そしてそのアドバイスを受け入れないことによって、いかにも自分には自信があるんだ、これがそういう態度なんだということを、なんらか表現しようとする。その人はそれが自信のある表現だと思い込んでいるのですが、じつはそれは自信のなさの表現にすぎない、ということなのです。シリカ的な自信のなさというのは、そういうような表現をとるような「自信のなさ」である、ということです。

自信がなくて恥ずかしがりやで、弱くて心配性、人当たりはやわらかい感じ、自信がないので表面的には他人にすぐ同調するけれど、内心は非常に頑固で想像ばかりしている、イメージに左右されます。

シリカの人は、自信がないので、外見など、非常にイメージに支配されます。ちょっとした、ささいなイメージにとても神経質で、とても忠実です。

まず、情緒的に依存的です。非常に頑固なのですが、自信がないので、誰かに依存します。できるだけ中庸《ちゅうよう》的な態度を取ろうとします。これもある種の「自信のなさ」からくる「中庸」です。自信があるところからくる「充実した中庸」というものも、レメディーによってはあり得ますが、シリカの場合は自信のなさからくる中庸というか、八方美人的などっちつかずです。

それから精神の酷使状態（極度に精神をせき立てるような）。シリカの人は、精神のスタミナはあまりありません。精神的なスタミナが弱いので、非常に精神的に疲れやすいのです。

さらに騒音に過敏で落ち込みやすく、イライラしやすいです。たとえばガラスをギギーッとやったらどうでしょう？　いい音がしますか？　何とも言えない音ですね。そういう騒音に非常に敏感です。

なお、汗かきで、極度の寒がりです。これはまさにガラスの性質そのものです。ガラスはよく汗をかくでしょう。たとえば木材だったら、中に適度に水分というものを入れられます。でも、ガラスは一切入れられない。全部外に出てくるしかないです。そういう感じなんです。それで非常に喉が渇く。ガラスは中に水を入れられませんから。

「化膿しやすく何度となく傷から感染したり、何度も同じ病気を繰り返して治りにくい。尖端恐怖症」という特徴があり、「体内の異物を出す代表的なレメディー」として有名です。木材には釘を打つことができますけれど、ガラスに釘は打てますか？　打てません。つまり、中に何らかの異物をためておけないんです。受け入れられない。先ほど右の耳から左の耳に行ってしまうと言いましたでしょう。自信がないので、何らかの自分以外のものを受け入れる度量がないということなんです。そのままにしてはおけないので、何とか排出しようとする。そういう方向性がシリカにはあるんです。

いつでしたか、シリカで信じられないようなことがありました。ある生徒さんですが、ある時、棘《とげ》が刺さってしまって、結構痛かったそうです。結構太いもので、取ろうとしたんですけれど、途中で折れてしまって中に入ってしまったんです。一センチ近くある棘だったということでした。それで「痛いな、困ったな」と思った時、シリカのことを思い出して飲んでみたんですね。さて、何が起こったのでしょうか？　しばらくしてから、ご主人が「それ、何だ？」と言うので見てみたら、なんとニョキニョキと棘が出てきていたんです。そんなことって、なかなかちょっと信じられないですよね。でも本当に出てきちゃったんです。一分か二分のことです。

その後、ご主人もまた同じような棘が刺さってしまって、「これ飲んだらどうなるかな？」と言ってシリカを飲んで、「これで出てきたらすごいよな」と、しばらくジーッと見ていたそうです。そのうち「おおっ！」とびっくりされた。見る間にプッと出てきたということです。

「そんなことって考えられるかな？」と思いますよね。

これは誰でも同じようになるとは、じつは言えません。基本的には、棘というものも、「粗っぽいエネルギー」であることは確かですが、全部が全部全く同じようになるというわけではないのです。多少は個人差というものがあります。でもたいてい、同じようなことが起こります。


どちらにしても、**すべては一方的ではなくて、どんなものも相互作用**です。この世の中に「一方的なこと」というのはあり得ません。必ず相互作用なんです。バットで殴る話も、これもやはり相互作用です。一方的に、「これさえあれば、何に対しても同じことが起こる」とか、そんなものは世の中には存在しないのです。

たとえばバットで誰かを叩いたら、相手が人間だったら、たいてい同じようなことが起こります。でもたとえば柳の細い枝をバットで叩いたらどうです？　折れますか？　全然折れないですよね。たとえば堅い木の枝をぶっ叩いたら、折れます。どちらにしても相互作用なんです。何でも叩けば壊れるというわけではないのです。柳の枝のようなものとは、相互作用を持ちにくいのです。ですから「一方的なもの」は存在しないということです。

人間の場合、同じようなことは起こりますけれども、一方的にバットが起こしているというよりも、人間の側にそれと相互作用を持つような何かがあるから、それが起こっているということです。

堅い木の場合には、折れるような相互作用を持つような性質があるから折れるのであって、無条件に何でも折れるわけではありません。柳は簡単には折れませんし、たとえば空気はどうですか？　空気をバーッと叩いたら、空気は折れますか？　折れませんよね。

何でも相互作用なのです。これはすごく重要なことです。ですから「これを飲みさえすれば」というものは、本当は存在しないのです。あくまでも相互作用です。

〔ナット・ムール〕

ナット・ムールは、非常に傷つきやすいです。非常に傷つきやすいので、その生のままの状態ではいられない、自分の周りに何か壁を作らなくてはいられないような、そういう類の傷つきやすさです。

ナット・ムールは、塩から作られますが、塩というものは、これも「渇き」と関係があります。塩水を飲むと、喉が渇きます。塩は、基本的に「渇き」を起こします。

羊のフンのようにコロコロした便という特徴がありますが、なぜそのようなことが起こるのでしょうか？　ナット・ムールは、過去の納得できない出来事からなかなか抜けられない、そういうものを忘れられない、そこに閉じ込められて、そのことばかり考え続けています。それこそ羊のフンのように、すっきりと一度に全部出せるのではなくて、その時その時によっていろいろ、「あのときこうしたらよかったのに」、「こういうふうにしてくれればよかったのに」、「なんでこうだったんだろう?」というようなことをずっと考え続けて、なかなかすっきりとは全部出し切れずに、コロコロ、コロコロと小出しになって、その中にずっと閉じ込められています。その閉じ込められ方と、「羊のようにコロコロした便」、また「渇いているもの」でもあるわけですけれども、そういうことが象徴的につながってくるわけです。

〔セピア〕

それからセピアですね。これは甲イカの墨です。女性に非常に関係が深いレメディーです。先ほど、生理痛の話がありましたけれども、セピアとかラケシスとかは、何らか生理に関係するトラブルが生じたとき、最初に試してみる価値のあるレメディーでもあります。

セピア、イカ墨というのは、いろいろな症状を引き起こし得るものですけれども、ハーネマンがどのようにしてセピアのレメディーを作るようになったのかということについて、いろいろな逸話があります。

ハーネマンのある患者さんが、画家だったのですが、その方はしょっちゅう、ひどい頭痛を起こしていまして、レメディーを処方してもなかなかうまく治らなかったんです。「どうして良くならないんだろう?」と、ハーネマンはとても不思議に思っていたのですが、あるとき、その人の家に往診に行きました。そうしたら、その画家の人は、絵筆の毛先を整えるとき、その度にペロッと筆を舐めていたのです。最初に黒色で輪郭を描く、その黒いインクにイカ墨を使っていたので、結果としてその方はずっと、ペロペロペロペロ、イカ墨を舐めていました。ハーネマンはその様子を見て、この「イカ墨」を舐めているということと、その方の頭痛とは何らか深い関係があるのではないかと思ったのです。それで試しに「申し訳ないけれど、筆先を舐めるというのをちょっとやめていただけないか。筆先を整えるのは違う方法でやってもらって、舐めないで描いていただけますか」と頼みました。そうすると、頭痛がピタッと止んだという話です。そこからハーネマンは、甲イカ(セピア)をプルーヴィングしてレメディーとして使うべきであると思った、という話があります。そこについてはいろいろな話があって、どれが正確なのかはわかりませんけれど。

セピアの中心には、ある種の「停滞」というものがあります。孤独で無関心、心を閉ざし澱《よど》む、精神や感情の停滞、独りになりたがる、家族に無関心、性交を嫌って、夫や子どもが疎ましくなる、同情されると悪化し、病気のことを話すと涙が出る、打ち解けない、同情を嫌うという特徴がありますが、とにかくあらゆることが滞っている、そういう感じです。とにかく滞っています。そしてこの「停滞」と「便秘」とは、当然そっくりそのままつながってくるわけです。

これは女性ホルモンと非常に関係があって、女性ホルモンのエネルギー的な流れというのは、非常に微妙、微細、繊細です。男性ホルモンの場合は、エネルギー的にはすごく単純というか、直線的です。女性ホルモンは非常にある種曲線的で円環的で、非常にゆったりとして、非常に微妙、微細。そういう様態を持っています。

非常に微妙、微細であると、どのようになりやすいかというと、ちょっとしたことで止まってしまいやすいです。静かな流れというのはちょっとしたことで止まってしまいます。ちょっとしたことで生理が不順になってみたり、月々、いろいろ違ってきたりということはよくあるとは思いますけれど、そういうことが起こりやすい。

そして、とてもおもしろいことに、「過労で口もききたくないくらい身体が重い」とか、非常に停滞的な症状があると同時に、忙しく働くことや、激しい運動が非常に好きなところがあります。

つまりこのセピアというのは、「有無を言わさず自分を動かしてくれるもの」を、ある種求めているのです。本当は停滞したいわけではないのです。いろんな理由によって、停滞せざるを得ないようなことがあって、停滞してしまっているのだけれども、いつまでも停滞していたいわけではないのです。

本当は、たとえば白馬の騎士が現れて、自分を奪って、有無を言わさずどこかに連れて行ってくれるような、目くるめくような、自分ではコントロールできないようなものを求めています。たとえばセピアはダンスがとても好きです。自分で激しく動くダンスも好きですが、一番好きなのは、男性にリードされて、もうわけのわからないような、夢中で何も考えていられないような感じでグルグルグルグルまわされるようなダンスがありますよね。そういうようなダンスが好きです。そういうふうな感じになると、「停滞」が打ち破られます。そういうものを非常に渇望しているところが、セピアにはあります。

またセピアは、場合によってはとても攻撃的になるときがあります。停滞せざるを得なくなったときというのは、ある種のいろいろな恨みというか、そういうものが堆積《たいせき》して、それによって停滞します。そしてそれを何らか非難されたりすると、まるでイカがバーッと墨を吐くように、すごい毒舌というか、そんな感じで相手を攻撃するところがセピアにはあります。

(3) 介護をする場合

〔コキュラス〕

それからコキュラスは「時差ぼけのナンバーワンレメディー」と呼ばれていますけれども、このレメディーの中心にあるのは「慣性からの逸脱」と呼んだらいいかなと思います。

具体的には「船酔いとか車酔いの代表的レメディー」であり、「病人の看護」「世話や心配」というふうな特徴があります。

たとえば「車酔い」ですけれども、車酔いはどんな人がなるでしょう？　運転している人が車酔いになるでしょうか？　普通はならないですよね。どうしてならないのでしょう？　車に酔うのは、一緒に乗っている人ですよね。ほとんど九九・九パーセントと言っていいぐらい。運転している人がだんだん気持ちが悪くなるなんて、あまり聞いたことがありません。どうしてかというと、運転している人は、いつハンドルをきって、いつブレーキを踏んで、ということを自分で決めますよね。つまり自分で決めるので、次にどうなるかという予測がついているわけです。でも一緒に乗っている人はわからないですよね。つまり一緒に乗っている人にとっては、いつも予期しない動きにさらされているということです。大まかに地形を見て、だいたい「次はまっすぐ行くんだな」とか「曲がるんだな」とか、わかることはもちろんありますけれども、人によってブレーキを踏むタイミングも違いますし、ハンドルをきるタイミングも違うし、とにかく自分が予想しない、予想できない、そういうふうな動きにさらされています。

つまり慣性というか、自分が慣れているところから、急にフッとこちらへ、またフッとあちらへ行ったりすると、そこである種のストレスが出てきます。このコキュラスというのはそういうふうな、ある慣性というか、「このまま行くとこういくんだな」というのが、突然フッと乱れてくる。そういう種類のストレスというものが中心にあるんです。

たとえば「病人の看護」。病気になるということがあらかじめ予定されていて、たとえば「来年の三月くらいのスケジュールの中で、だいたいこのくらいに気分が悪くなって病院に入院する予定」などということはないわけで、もちろん急に起こります。そして最初のころは一生懸命になってとにかくそれに対応していますけれども、それがだんだん日常のルーティーンになってくると、すごく大変なわけです。

病気をされて、特に自宅とかで療養される場合は、もちろんご本人も大変ですけれども、たいていご家族の方が何倍も大変だったりすることが多いと思います。しかし、そういう時に家族のケアはほとんどなされないわけです。とにかく病人のケアで手一杯です。「病気になったらお互い様で、家族を見るのは当たり前だ」という文化があるように思います。もちろん家族とはそういうものですが、だからといって、何のストレスもないはず、ということはもちろんないわけです。介護は本当に大変です。

「病人の看護」にこれくらい適しているレメディーはあまりないくらいで、これは本当にすばらしいレメディーなんです。今まで、看護している方に緊急的に何度も飲んでもらったことがありますが、一〇〇パーセントと言っていいくらい、「あれからすごく楽になりました」と言われました。特に介護する側のことは、普段顧みられることが少ないだけに、重要なレメディーだと思います。

いろいろな考え方がありますが、ホメオパシーのレメディーの中で、ある意味では一番重要なレメディーの一つだと思います。病人を看護している人に何ができるかということを考えたときに、特に他にこれに代わるものがなかなかないので、その意味でも非常に重要だと思います。

〔コフィア〕

コフィアは、コーヒーです。コーヒーを飲むと、ある種興奮しますよね。興奮して神経が高ぶる。そういう症状を作り出すことができる、と同時にそういう症状を鎮めることができるということです。ある種の興奮。怒りとか興奮、恐怖、度を過ぎた喜び、笑い過ぎ、失恋、うれしい知らせなど、神経的興奮で何らか発症するような場合。そして、とりとめもない思考の洪水。また、唐突で支離滅裂な応答、神経の活動過多というものがあります。

普段、コーヒーを飲まれない方が、たまにコーヒーを飲んだら、何か神経が高ぶるというか、地に足がついてない感じというか、何かこう重心が上のほうに行ってしまった感覚を、感じられた方はいらっしゃいますか？　私はあります。ちょっとその日一日、自分でないような感じというか、いつもと違うような、ある種の興奮状態というか、別の状態に陥れられるという感じがあります。

このレメディーも特徴として、「病人の看護から不眠」というのがあります。コフィアは極度の興奮から、コキュラスは不安から発症します。コフィアにおいてはあらゆる活動は強められるし、コキュラスにおいてはすべてがスローダウンする、そういう方向性があって、コフィアの人は、何らかすごく活動過多な感じで眠れない。また看護をしていてそこでいろいろな初めてのことを見たり聞いたりしますので、そこでもいろいろな興奮が出てきます。

それに対してコキュラスの場合には、そういう興奮ということではなくて、ある種疲れ果てている、また、すごく不安である、そんな感じです。

（4）嫉妬している場合（悲しいとき）

「レパートリー」を見てみますと、セルフケアに使うときの早見表には、直接「嫉妬《しっと》」という項目は出ておりません。この中で嫉妬にものすごくぴったりしたレメディーはさまざまあるのですが、直接「嫉妬」という言葉は出てはおりません。

そこで、何か近いものを探しますと、全く同じとは言えませんが、「悲しみ」とか「情緒不安定」という項目が出ています。「嫉妬」と「悲しみ」とは、決して無関係ではないですよね。ですから、直接「嫉妬」の解決につながるかどうかは別といたしまして、まず「悲しみ」というところを見ていきます。

〔イグナシア〕

イグナシアというレメディーは、どこかに高い理想とか期待とか、そういうものが中心にあるレメディーですけれど、それが何らかの理由によって切断される、裏切られる。そこから感情的なローラースケート状態というか、歯止めがきかない状態になる。理想や期待が突然切断されて、感情の行き場を失うということがあります。

このレメディーと「嫉妬」とは、どこまで関係があり得るかというと、もちろん嫉妬をしたことがないという人は、普通はあんまりいらっしゃらないですよね。

ちょっと心に残っているのですが、今は亡くなりましたけれど、指揮者で、カラヤンという方がいらっしゃいましたよね。そのカラヤンが、インタビューの中で「自分はさまざまな悪い癖とか性格を持っている。でも、自分は生まれてこのかた嫉妬という『罪』だけは犯した覚えがない」と話していまして、「へぇ〜、嫉妬したことないんだ」と思ってびっくりしたんです。

でも通常は、嫉妬という感情は、ある程度共通した心です。イグナシアの人に、嫉妬という感情がないということはあり得ません。しかしながら、問題はその感情があるとかないとかいうことではなくて、「何がその人を根本的に動かしているのか」ということなんです。そこで言うと、イグナシアというレメディーは、嫉妬の感情そのものはもちろんありますが、嫉妬がその人を動かす根本動力になっているとは、あまり考えにくいレメディーです。

〔ナット・ムール〕

ナット・ムールというレメディーは、「独りで泣きたい、または全然泣けない、長い間の深い悲しみ」という症状像があります。イグナシアよりは、嫉妬の感情はもうちょっと深く、強くあるだろうと思いますが、とても理性的、理知的というか、本当は感情が鍛えられていないので、感情が無防備な形でさらされることを極度に恐れますので、自分の周りに壁をつくり、いろいろなことを理知的に処理しようとします。

ある種とても早熟で、早く大人になったように見えます。そして一見、人の気持ちがすごくわかるように見えます。なぜかというと、感情というものも、ある種理知的に理解していて、「こういう時にはこういうふうに言えばいい」という知恵のようなものが非常に早く働いたりするからです。ですから知的な方向に偏ってしまって、感情面がいつまでも鍛えられません。とても大人に見えるので、感情面に関して、一見、熟しているように見えます。しかし、じつは一番熟していない、そういうレメディーです。

ナット・ムールは、嫉妬という感情を、自分の中で抑圧します。嫉妬という感情を持つということはよろしくない、恥ずかしいことだというふうに、どこかで理知的に思って、どこかで抑えます。嫉妬をとても醜いと考えていますから「嫉妬丸出し」というようなことには一番なりにくいです。ですから、嫉妬の気持ちを出すときには、あたかも嫉妬していないかのように、わかりにくい形で出します。たとえば嫉妬している相手を逆にほめたりします。嫉妬しているという気持ちを隠したいので、嫉妬している相手、ある種のライバルをほめることによって、「自分は嫉妬なんてしていません」ということを証明しているように思いこもうとする。本当は、嫉妬していなければそんなことは何もする必要はないのですが、ナット・ムールは、そういう形で表現してしまうのです。

〔プルサティーラ〕

プルサティーラは、「見捨てられることへの恐怖」が、自分の中に深くあるレメディーです。見捨てられる恐怖が自分にあるときに、自分以外の人が何か目をかけられていたり、優遇されているように見えるときには、非常に嫉妬し得るレメディーです。それも激しく嫉妬し得ます。しかしその後の表現方法は、なかなか多様で、難しいです。結果的には、「嫉妬丸出し」のようになる場合もありますけれども、プルサティーラの場合には、嫉妬丸出しのようなふるまいが、かえって「そんなことをしていると、見捨てられる」という感じがして、嫉妬の気持ちはあるのだけれど、どちらかというと穏やかに表現することのほうが多いです。最初はストレートに出すこともあります。

〔スタフィサグリア〕

スタフィサグリアは、とても、「高貴な」レメディーであるとも言われています。どういう種類の「高貴さ」かというと、基本的に、ある種受身であるということです。どういうことかというと、最初から自分が何か仕掛けたりするということではなく、まず相手を受け入れる、受け取る、そこから始まるんです。そして、この「受け入れる」ということも、「納得する」というわけではないのです。そういう種類の受け入れ方ではなくて、ある種の受身的なところから始まります。

そしてその中で、自分がうれしかったり納得できることは、もちろんとてもうれしいので、それはそれでいいのですが、納得できないようなことがあったときに、それは絶対に受け入れられない。だんだん、不協和音のようなものが自分の中に湧き上がって、だんだん、それに対して違和感とか、怒りとか、屈辱とか、そういうものを感じてきます。

そしてそれは何らか表現せずにはいられません。だんだん怒りが猛烈に湧いてくるのですが、相手に対して直接その怒りをぶつけるということは、なかなかできません。人と直接争うことを、極めて嫌います。その意味で、ある種「高貴」な人なのですが、人と争えない。たとえば相手にすごく怒りがあっても、いざ会ってしまうと、ただニコニコ笑ってみたりする。そしてその後、そういう自分がさらに許せなくなる。そういうことが起こりやすいレメディーです。

まず受け入れるところから始まるので、ある意味では他人がパッと入ってくるわけです。礼儀をわきまえて、ちゃんとした形で入ってくれたら、それはとてもうれしいことですけれど、中にはとても無遠慮に、無礼に、ズカズカと土足で入ってくる、そういう言動も当然あるわけです。それに対してものすごく怒りが湧きます。

また、特に他人のタバコの煙を非常に嫌います。これもある種の「侵入」ですよね。自分が許しているわけでも、納得しているわけでもないので、それをものすごく許せない。他人のタバコの煙にとても敏感だったりすることが多いです。

屈辱を受けたり、プライドを傷つけられたりしたときの代表的なレメディーです。非常に傷つきやすいのですが、その抑圧された感情が爆発するときには猛烈である、という特徴があります。主要疾患部位は、神経、歯、生殖器、泌尿器系が代表的です。また「マテリア・メディカ」には、「感情の抑圧から発症する。抑圧された感情、外面は従順で平安で優しそうにしているが、内面で深く傷ついている。ある種の臆病、外的印象や他人の無礼さにとても敏感。自制心の喪失を恐れる。性的に支配されやすく、自慰の耽溺《たんでき》癖。境界を越えて踏みこまれた（土足で入り込まれた）気分。誰かに操られているがそれを止められない。会陰手術（会陰切開）や、勝手に手術されたその手術の後。自殺の失敗後」などと書かれています。大事なポイントとして、スタフィサグリア的な屈辱的な感じや怒りの感じというものがどういうことに表現されやすいかといいますと、性的なこと、特に自慰の耽溺癖です。屈辱的な思いというものが、そういう表現になりやすい、そういう循環をしています。

「侵入」ということにとても敏感です。うれしい「侵入」、つまり礼儀をきちんとわきまえて来てくれると、すごくうれしいのです。自分からはなかなか行けないわけなので、ちゃんとした形で来てくれることを一番待ち望んでいるわけです。しかし、無礼な形で来られると、絶対に許せない。その許せない気持ちは、どうしても我慢ができないような、ものすごい怒りです。

「誰かに操られても、それを止められない」というのは、原型として、まず先に入って来てしまうわけですから、そこから始まってしまうわけですから、自分ではすでにどうすることもできないわけです。ある種の憑依《ひょうい》とか、そういうときに使うこともあります。何かに入り込まれていて、自分ではどうしようもないというときです。

スタフィサグリアと「嫉妬」との関係で言えば、それなりに深い嫉妬というものがあります。ただ通常はそれを表面には出しにくいです。嫉妬ですから、明らかな証拠があるとかいうわけでは必ずしもありません。証拠があるときもありますが、まだ疑惑でしかないときには、たしなみというか、慎みというものがとてもあるので、それをはしたなく、口汚く罵ったりとか、そういうことはできません。静かに自分の中で耐えています。でも、それがとても屈辱的な思いになったりして、怒りがより深まったりしやすいです。

〔ナックス・ヴォミカ〕

「嫉妬」ということに話を戻していきますと、ここまで出たレメディーの中で一番、「嫉妬」ということと関係が深いレメディーの一つが、このナックス・ヴォミカです。このレメディーは、「ライバル」というものが、ある種のテーマです。ライバルは、自分の道をふさごうとしますね。それが仕事であっても恋であっても何であっても、とにかく自分の道をふさぐものに対しては「どけーっ！」という感じになるのがナックス・ヴォミカです。

〔ラケシス〕

ラケシスは嫉妬の代表的なレメディーの一つです。これは南アメリカの大きな毒蛇ですが、「出口を探す過剰な刺激」というのが主要な特徴です。出口を探す過剰な刺激。このレメディーのあらゆる症状が、すべてこの特徴からそのまま出てくるようなものです。頭と口の回転が速く舌鋒鋭いとか、口八丁《はっちょう》手八丁で楽しいが、疑い深く嫉妬深い。想像力が豊かで、精神が異常に活発、傲慢で狂信的、強烈で極端に走りやすい。性衝動が強く、性的耽溺の傾向が結構強いけれど、全く興味がないように拒否するときもあります。また、痩《や》せ型で疑い深く、ムードに極端に支配されます。そして蛇ですから、首の周りの圧迫を極端に嫌います。長期の悲しみや嫉妬で発症します。

出ていかざるを得ないような「過剰な刺激」があるのです。ある種の刺激。とてもイマジネーション豊かで、すごく想像力があるんです。この「想像力」ということで言いますと、どんなことでも想像がウワーッと膨らむんです。

たとえばどこかのパーティーに行ったとします。パッと見たら、ご主人が見えない。そして、「あの女と何かあるんじゃないか」と、ちょっと疑っている女性がいたとします。その女性の姿も見えない。二人ともいなかった、見つけられなかった時間が五分くらいあったとします。そうすると「トイレかどこかで会っているのかもしれない！」とか、そういうふうな想像に支配されます。そして鎌をかけてみます。そして、自分の中でちょっとでもつじつまが合うと、「やっぱりそうなんだ！」と思い込む。

ラケシスの人はある直感力がとても優れています。直感がしばしば当たります。と同時に、しばしば当たりません。確かに直感力が非常に鋭いので、すごく当たるときもあります。でも、自分の中でつじつまが合っただけで、「そうに違いない！」、「もう間違いない！」というふうに思い込んでしまうので、全く見当外れの想像をしてしまうことも多いのです。

左側全体が悪いのですが、左側は、基本的に右脳が支配しています。そして右脳はよく知られているように、イメージや直感、芸術性、創造性を司っています。

ラケシスの場合、「嫉妬」と「過剰な刺激」というのは、同じようなものです。しかしそれは、嫉妬と刺激が同じということではなくて、ラケシスの場合は、過剰な刺激から嫉妬が生じるということです。

「刺激」というのは、ラケシスの人を突き動かしている主体です。それが過剰な形で出ます。ラケシスは常に過剰です。言葉も過剰です。何か優しいことを考えているときには、過剰なくらい優しい。ラケシスが優しいときは、この世の天使のように見えます。「こんなに素晴らしく優しい人って世の中にいるんだろうか？」と思った次の日には、魔性の女になっている、そういうこともあります。

〔ストラモニウム、ハイオサイマス〕

それから、嫉妬ということで言いますと、嫉妬と非常に関係が深いレメディーは他にもいくつもあります。あまり入門的に使うレメディーではありませんが、たとえばストラモニウムやハイオサイマスというレメディーがあります。

じつはこれはベラドンナの兄弟です。ベラドンナ、ストラモニウム、ハイオサイマス、みんなナス科の三兄弟です。

ベラドンナは、とても激しいレメディーです。暴力的な高熱、何かがウワッと拡張する。アコナイトのように突然ですが、アコナイトがポンと始まるのと比べて、ベラドンナはドカーンと、症状が非常に激しいところから始まります。ベラドンナは確かに激しいのですが、ストラモニウムも、ハイオサイマスも異なった様態で激しいです。ストラモニウムは熱く激しいし、ハイオサイマスは冷たく激しいです。ベラドンナは、確かに噴出するときには熱くなりますが、普段はむしろ若干冷たいところもあり、この三つの中では「中間的」と言えるかもしれません。

ストラモニウムもハイオサイマスも、ものすごく嫉妬深いです。ストラモニウムの嫉妬はものすごく熱く、わかりやすく表現されます。「こんなにあからさまな嫉妬ってあるの？」というくらい、わかりやすい嫉妬です。やきもちを焼いたら、もう離さないとか、行かせないとか、絶対に外へ出させないとか、とてもわかりやすい嫉妬です。イメージ的には、熱いラテン的な感じ、そういう種類のやきもち、嫉妬です。

それに対して、ハイオサイマスというのは、内心はものすごい嫉妬心があるんだけれども、それを決して明かしません。ある種静かに、冷静でいます。そして、裏で黙って相手をブスッと刺す、そういう感じです。変な言い方ですけれど、「殺人の仕方」が違います。

人間は、状況によっては、じつはどんな人でも人を殺すことはあり得ます。たとえば身内がものすごい痛みに苦しんでいて、それがずーっと続いていて、治る見込みも全くないし、将来も全く見えない。しかし、痛みだけが非常に強く、「もう、ひと思いに殺してくれ、どうにかしてくれ！」と、毎日切々と訴えている。そんなときに、「私は人を殺したくありませんから、私には全く関係ありません」と言うことは非常に難しいです。少なくとも、ものすごく悩むはずです。毎日毎日訴えられて、ちっとも悩まないという人はおそらく誰もいないでしょう。

話を戻しますと、たとえば激怒した時、ストラモニウムの場合は、ウワーッと我を忘れて、気がついたら人が死んでいた、そんな感じです。もう、わけがわからない、目が眩《くら》むような怒りで、気がついたらそうなっていた、という感じです。ストラモニウムはものすごく熱い、そして、ものすごく愛情深い人でもあるんです。とても熱い愛情を持っていて、熱い嫉妬もします。ですからストラモニウムの本質は、もう目も眩むほどのすごく深い愛情です。

ハイオサイマスは、そんなふうにわけがわからなくなるということはありません。静かに黙ってじっとして、ほとんど眉一つ動かさずにブスッとやる、もしくはボタンをポッと押すとか、そういうイメージです。ハイオサイマスはものすごく独占的ではありますが、しかし、きわめて愛情深いレメディーです。何があっても揺るがない。非常に興味深いレメディーで、人間像としても、とても魅力的なレメディーです。

〔スーヤ〕

その他、自分に自信がなくて、自分にないものを相手が持っているときに嫉妬するという場合もありますが、たとえばスーヤというレメディーがあります。

スーヤはヒノキの仲間ですが、このレメディーも非常に自信がありません。自信がないときに、どういうパターンがあり得るかについて、シリカ的な表現、ライコポディウム的な表現、などいろいろあるというお話はいたしましたが、スーヤというレメディーは、自分なんか生きている価値もない、存在する価値もない、そういう感覚があります。自分をどこか「醜い」というふうに感じています。その感覚はとても深いところから来ていますので、その感覚をほったらかしにしたまま生きることは難しく、何らかそれを補おうとする動きがあります。

どのようになりやすいかというと、「自分にないものを持っている人」にものすごく敏感です。そしてそういう人を見つけて、その人に対してものすごい嫉妬の気持ちがあると同時に、その人を真似ようとします。まるでお手本のように真似ようとします。その人はなぜうまくいっているのかということをじっと観察して、それをある種人工的に取り入れようとする。そして自分ではない「別の自分」になりきろうとする。ある種の仮面をかぶろうとします。そういう役割というか、キャラクターになり切ろうとします。

つまり、自分の中に「醜い」という感覚があるのと同時に、自分にないものを持っている人に対して、深いところで非常に激しい嫉妬をする。そして、その人がうまくいっているならお手本にして真似ようとします。真似ることによって、その嫉妬を克服しようとします。ただ、それは無意識で行われます。意識の中では行われません。

今のような心の動きにある程度当てはまるレメディーは、他にもあります。たとえばライコポディウムです。ライコポディウムも、もちろん自信がないレメディーですし、自分にないものを相手が持っているときに、非常に嫉妬しやすいです。そして、真似をしようともします。また、次にお話するアナカーディアムの場合は、ポーカーフェイスですし、あまりうぬぼれもありませんが、ライコポディウムの場合は、基本的にうぬぼれ屋で、相手に対して極端に傲慢になったり、または卑屈になったりします。

〔アナカーディアム〕

アナカーディアムというレメディーも、自信のなさと嫉妬深さを持つレメディーです。アナカーディアムは、マーキングナットと呼ばれるナッツです。ナッツの殻と実の間の層なのですが、この層にある油脂は、伝統的に囚人の皮膚に囚人番号を描く時に使われていました。皮膚に強く粘着し張り付いて、何があっても消えないからです。どんなに消そうとしても消えません。極めて粘り強く証明し続ける、そういうエネルギーを持っています。

このレメディーの中心にあるのは、やはり自信のなさです。そしてこの自信のなさへの対処の仕方は、「自己の存在証明」です。自分自身の存在意義を証明しようとします。ですから、自分の意見に反対されることは、自分の存在を否定されることにつながりますので、すぐに腹を立てます。いったんそうなると、全てを悪い方にとり、殺意に近い凶暴な感情を抱きます。憎しみを抱き、冷酷さをもって対処します。

その反面、自分の存在を認めてくれる言動に対しては、非常に感激して天使のように接します。いったんそうなると、全てを良い方にとりますし、何があっても絶対に裏切りません。また、非常に潔癖で、その人なりのスタイルを持っています。

アナカーディアムの嫉妬は、自分の存在を認めてくれない相手に対しての直接的な嫉妬ではなく、自分ではない別の他者に近づく相手に対して向けられます。「なぜ自分ではなくて、あいつなのか！」という嫉妬です。このレメディーも非常に興味深いレメディーです。

（5）腰痛になった場合

何らかわかりやすい原因があっての急激な腰痛を除いて、腰痛に対するレメディーを選ぶのはなかなか難しいです。生理痛のセルフケアが難しいのと同じように、とても身近な問題なのでセルフケアで何とかしたいと思うのですが、本当はその原因が深いところにある場合が多いからです。腰痛とは、通常はとても慢性的なものです。慢性的ということは、その人のトータルな循環の中での何らかのつじつま合わせです。つまり腰痛を発症することでつじつまを合わせている、ということです。

じつは腰痛に関係の深いレメディーというのは、たくさんあります。極端に言うと「全部のレメディー」ということになってしまうので、特定はなかなか難しいのです。

〔アコナイト〕

アコナイトはどんなことでも「突然」でしたね。もし「突然、急に」腰痛になったときには、アコナイトはすばらしいレメディーになり得ます。アコナイトの守備範囲というのは、その事柄には関わらないわけです。ただ「突然」というタイミングだけが重要です。心身に何らかのショックが「ウワッ」と来たときに、それが火傷であろうが、言葉であろうが、どのようなショックであろうと、私たちの何らか根本的なところで「突然」というエネルギーが深く介入しています。ですから、急に来た腰痛でしたら、アコナイトが非常にうまくいく可能性が高いのです。それはすばらしいことだと思います。

〔ハイペリカム〕

深い神経のほうに達するような腰痛だと、ハイペリカムということになってきます。脊髄神経に達する深い傷、尾骨、頭頂部への強い衝撃に深く関わるレメディーです。俗に「神経のアルニカ」とも呼ばれています。

以前に、ある生徒さんのお父さんが、ずっと腰痛に苦しんでいらっしゃったことがありました。そのお父さんは、整形外科の医師なのですが、昔、大学時代に運動をしている時に、激しく尾骨を打ちつけて、それ以来ずっと腰痛を何十年も抱えてこられたというのです。もちろん整形外科の医師ですから、自分自身の専門分野であり、同僚にも多くの優秀な医師がいらっしゃるわけです。でもなかなか良くならない。いろいろとだましだまし数十年過ごしてこられたのですが、とうとう我慢ができなくなって、息子さんのやっているホメオパシーでなんか良いものはないか？　と聞いてこられたのです。

その方は、「成分が入っていない」としか思えないレメディーはまだ抵抗があったので、成分がある、ハイペリカムのクリームを塗っていただきました。すると、まさに「奇跡」が起きたのです。その次の朝から、あんなに朝起き上がるのに苦労していたのが、嘘のように軽く起き上がれたというのです。そして、「ホー、これなら」と思ってレメディーを飲むと、さらに軽くなり、半年すると、腰痛があったことを忘れるほどになったそうです。

その方は、ホメオパシーにいたく感動されていらっしゃったのですが、引退直前でしたので、「せめてあと十歳若かったら、ホメオパシーを本格的に学んだんだけど」とおっしゃっていました。

〔カリ・ビック〕

カリ・ビックの原型は、太って小柄で猪首の子どもです。毛深くて色白の方が多いのですが、なんだか怠惰で風邪を引きやすく、まるでハンコのようにくっきりした輪郭とチーズの匂いがあるような炎症が起きやすい人です。また蓄膿《ちくのう》症を患っている場合が非常に多く、カリ・ビックは特に鼻と密接な関係があります。

カリ・ビックは何かとても重いのです。カリウムのレメディー全体に共通する特徴として、「保守的、規則正しい、きちんとして現実的。道徳や、何が正しく、何が間違っているかに力点がある。白黒をはっきりさせようとする」という特徴がありますが、特にカリ・ビックは何事につけても非常に粘着的です。

蓄膿は、もちろんとても「粘着的」ですね。その粘着性はあらゆるレベルで表現されています。精神的にも厳密というか、ほんのちょっとの違いも見逃さないというか、厳密さは少々度を越すくらいで、細部に凝る、完璧な官僚主義的なところがあったりします。

「すべてが規則正しい」。カリウムは地に足がついているというか、少し地に足がつき過ぎで、ずぶずぶと地に足がのめり込んでいる、というところがあるんです。

厳格にモラル・道徳に従おうとするのですが、ここで言うカリ・ビックの「モラル・道徳」とは、「人間として本来どうなのか」ということよりも、「法律や社会の常識ではどうなっているのか」とか、「どういうことが人に受け入れられやすくて、どういうことが受け入れられにくいのか」とか、どちらかと言えば世間的な意味での「道徳」であって、人間の本質的な道徳とはまた違います。ですからここの「道徳的」というのを、「世間的」とか、「法律的」と言い換えても、そう間違いではありません。

「典型的な官僚」と言いましたけれど、たとえばこういうこともあるんです。法律の「立法の精神」にはじつは違反しているんだけれど、法律の「条文」には必ずしも違反していないようなことです。「なぜこの法律ができたのか」ということ（立法の精神）は、極論すれば、官僚にはあまり関係がありません。条文をどのように解釈するか、そこに明確にはひっかからないような方法だったら結構何でもしてしまう、というところがあります。

真面目な官僚ももちろん数多くいらっしゃいますが、条文上は必ずしも明確な「法律違反」

ではないために、法の網をすり抜けるような解釈をして結構何でもしてしまうという人もいらっしゃいますよね。本当はある種「腐敗的」なことなのですが…。とにかく少し重い感じです。典型的なタイプとして、ちょっと思い浮かべてください。背はあまり高くなくて、ちょっと小太りで、色が白くて、ちょっと毛深い感じで、鼻が重い感じで、たとえば眼鏡をかけていて、という人。これはもちろん典型的な、ステレオタイプです。たとえば霞ヶ関とかにいそうなタイプです。実際はみんなスラーッとしてかっこいい方ばかりなのかもしれませんが、私の知る限り、どちらかというとそういうタイプが多いように見えます。一般的に言うと、あまりセクシーな感じではない（笑）、と言うと、ちょっと怒られるかもしれません。

官僚的な慇懃《いんぎん》無礼さを持っています。態度は一応丁寧なのだけれども、相手をどこか軽蔑しているような、何とも言えない不快な感じを与えることが多い。そういう人と一緒にいると、何か落ち着かない感じというか、慇懃無礼な、表立って攻撃的な言葉ではないけれど、どこかにものすごく細かい、軽蔑的な、棘のようなものがあるような感じがします。でもこれは単なる原型です。

「坐骨神経痛」にもよく使われます。「坐骨神経痛」と呼んでいるからといって、単なる神経系の問題というわけではなく、トータルの循環の問題です。何かとても重い感じが、座骨神経に沿って走ります。確かに鼻に症状が現われやすいレメディーですが、痛みなどはむしろ下に垂れ下がって、下のほうに重く出やすい感じです。副鼻腔炎だとか、わかりやすい症状としては、鼻のあたりに起こることが多いですけれど、鼻に限らず粘膜全体です。

「規則正しい、習慣を崩さない、時間厳守、基準とか規範に従って行動する」。自分はある種何も判断せず、ある基準にのっとって行動するだけで、「それが本当に人間として良いことなのかどうか」ということよりも、「法律でＯＫだったらＯＫ」という方向性です。狭量で、トラブルを非常に嫌悪します。何か問題を起こして人から非難されることを非常に恐れます。「自分のことばかり考える。おべっかを使う。自分のささやかな生活のことばかり考える」。

「マテリア・メディカ」にはこのように書いてありますけれども、カリ・ビックを必要とする人がみんなこういう人ばかりだというわけではありません。ただ、こういう症状像に表現されやすいレメディーであるということです。

〔シミシフーガ〕

シミシフーガは、いろいろな神経とか痛みと関係の深いレメディーの一つですけれども、特に出産の前後に非常に役に立つレメディーです。出産の前一～二ヶ月に数回使うと、出産が非常にスムーズになりやすい。また出産中、出産後を通じて妊婦さんの味方になるレメディーでもあります。極論すると、妊娠中をうまく過ごすと、それがそのまま結果として出産がスムーズにうまくいきやすい、そしてその産後もうまくいきやすいということにもなるのです。

症状像の中で、「ため息をつく」など、いろいろありますが、「針金に囲まれて閉じ込められているという妄想」。何か「檻《おり》の中に入れられている」という感覚が、シミシフーガの中にあるんです。

これは考えてみればすぐにわかることですけれども、子どもができると、もう自分一人ではありませんよね。身二つになるわけですから。まだお腹の中にいても、もう一人ではありません。一人だったら、お酒を飲もうが無茶をしようが、その人一人の問題で済みますが、やはり子どもができたときには、それまでとは明らかに違うわけで、ある種ものすごく不自由になります。

特に子どもが生まれた後は放り出せないですよね。それまでの自分のパターンが全部変わってしまいます。夜中、夜泣きをして、自分を縛りつけて、眠らせてくれません。眠くてしょうがないけれども、二時間おき、三時間おきに泣いてミルクを求めてくるわけですから、どうしようもありません。とにかくそれまでの自由な感じとは全然違ってきてしまいます。ですから、「自分が閉じ込められたような感じ」が、非常に強く湧いてきます。そしてそれによって、うつ的な状況というのがおきやすいです。なんとも言えない悲しみの感情です。

また話好きでもあります。「話題がつぎつぎに移る。ラケシスのような鋭い舌鋒とかウィットというのはないが、黒い雲に覆われたような悲しみと憂鬱がある」。ラケシスについては、先ほど「出口を探している過剰な刺激」と申しましたが、ラケシスのようにおもしろいことがポンポンポンポン、ワーッと出るという感じではありません。シミシフーガの場合には、そういうウィットな感じはありません。ただ自分の中に、人に話さないではいられないようなものがあって、他人にとってはある種つまらない話なんですが、話さないでいるのが難しいのです。ラケシスの人が話すような、誰が聞いてもおもしろいような話ではなくて、「子どもがこうで、あんなことをして、どんな食事をして…」と、そういうようなことをとりとめもなく話す、そんな感じです。そして、シミシフーガには、「何度も繰り返し流産する」という症状像があります。

今まで五～六回続けて流産を繰り返したという人がいらっしゃいました。ただ単にそれだけではなくて、症状像がぴったりだったのです。まだ子どもはいないけれども、自分が結婚によって監獄に縛り付けられたというような、そういう感じを持っていました。もともと才能のある歌手だったんだけれども、結婚によって縛り付けられたような感じがあって、まさに黒い雲がずーっと覆っているような、「自分の人生はこのままこの低く垂れ込めた雲に覆われて終わってしまうのだろうか」という感じをずっと持っていました。

その他の症状像も含めて、この方の症状像全体が非常にぴったりしていたのです。それから数ヶ月くらいして、再び妊娠されました。その方は、無事に安産をされて今は三人のお子さんがいらっしゃいます。

シミシフーガは、「痛み」ととても関係があるレメディーですが、特に子宮下部等に、鋭い、痙攣《けいれん》する痛みがあります。そこで「ひりひりした打撲的な腰痛」というのがあります。何か打ったような、なんとも言えない痛い感じ、わりと鋭い痛みです。

シミシフーガは、特に出産に関してすばらしいレメディーであると申し上げましたが、婦人科関係で生じるさまざまな痛み、たとえば子宮内膜症の方、また子宮筋腫の方でもそうなんですが、特に内膜症の方には非常に良いレメディーの一つです。それでスッと痛みが和らぎます。

〔ベリス・ペレニス〕

ベリス・ペレニスは、デイジー（和名ヒナギク）という植物です。非常に、神経に関係するレメディーで、「アルニカよりも深く作用、深い細胞組織に作用する」とありますが、いろんな意味での「打撲的な痛み」や「深い外傷」、たとえば胎児がおなかを蹴って痛いとか、アルニカでは取りきれないような深いけがに、とても向いているレメディーです。

また妊娠中の坐骨神経痛のような痛みで、何かが触って「なぜこんなに痛いんだろう?」というような、非常に深い痛み、ヒリヒリした感じ、鋭い痛みにも、とても向いています。そして「過酷な肉体労働や長旅をした人」という特徴のように、もう消耗しきってくたびれきっている感じで、しかもとても痛い、そういう痛みにとても良いレメディーです。

女性にとっては、妊娠中だけではなくて、どのような状況でも、とても鋭い痛みがあるときにうまく使えるレメディーです。また分娩後に陣痛のような痛みがあるというときにも効きますので、特に助産師さんの方や、お産をされた方に、非常に有用なレメディーです。

【Q】シミシフーガもベリス・ペレニスも、どちらも当てはまるときに、どう判断すれば良いのでしょうか？「深さ」というのは自分は想像できないんですが、本人の性格とかを考えて、「話好き」とかいうところで、シミシフーガのほうが合うのかなと思って良いのでしょうか？　また、シミシフーガとコーロファイラムは、よく似たレメディーで、使い方も似ているように思うのですが、どのように使い分けたらよいでしょうか？

【A】そうですね、シミシフーガとコーロファイラムをどういうふうに使い分けるか。これはなかなか難しいですね。この二つは兄弟のようなレメディーで、ナス科の三兄弟よりも症状像はずっとよく似ています。ただし、コーロファイラムが主に身体症状中心であるのに対して、シミシフーガのほうが範囲が広いので、シミシフーガを先に処方することをお勧めします。それでうまくいかなかったら、コーロファイラムやベリス・ペレニスを考えてみて下さい。それで劇的に良くなるということも、もちろんあります。セルフケアの場合には、どちらか迷われた時には、汎用性が広い方から入ることをお勧めします。

【Q】この前、自宅出産がありまして、助産師の私が行ったとき、まだ子宮口が開いていなくて、まだ全然産まれそうもなかったので、シミシフーガを与えて、家に帰っちゃったんです。そしたらその間に自宅で産まれちゃったんです。そばにいるべきだったと反省していますが、まさかこんなに効くとは思っていなくて驚きました。約二時間で九センチほど開いたことになるんです。こんなこと普通あり得ません。「恐るべし！　ホメオパシー」と思ってしまいました。

【A】本当に「あり得ない！」と思うようなことが起こりますよね。私の三女は英国で生まれたのですが、そのときの出産の状況がちょっと似ていたんです。ホメオパシーのレメディーをその前に使っていて、かなり差し迫った状態だったのですが、助産師さんたちの予想よりもずっと早く出産が始まっちゃったんです。「まあしばらく大丈夫だろう」と思って休憩をしていたのでしょうか、ちょうど誰もいなかったんです。突然、妻が「あー、痛い！」って私にしがみついてきたんです。もうベッドの上にものれないし、ベッドの横にちょっと腰掛けた状態でしがみついてきました。そして、「あー、産まれる！」って言うんです。まさかと思って見たら、子どもの頭がもうそこに出てきているんです。そのあたりでやっと助産師さんたちが来てくれて、無事産まれてきたんですけれどね。「産まれる！」と言ったときには、私はまさか本当に産まれるとは思っていなかったんですが、子どもの頭が完全に出てそこにあったので、すごくびっくりしました。

でも、そのときの出産にまつわる経験は、感動に満ちた本当に素晴らしいものでした。内診がないことにもびっくりしました。「内診はしないのですか？」と聞くと、「病気でもないのに、なぜ内診が必要なのですか？」と言われたので、なるほど、よく考えたら本当にそうだ、と思いました。エコーはやりましたが、出産直前まで一度も内診もありませんでした。またとても感動したことは、英国では出産をサポートする役割は、完全に助産師が主役で、医師は医学的介入が必要な異状が起こった時のみ介入する、ということがはっきりしていたことです。

(6) 心臓病の場合

【Q】私の母のことなのですが、長年の緊張とかストレスからくる心臓病には、何が良いでしょうか？　心臓が苦しくなって、痛みを感じるようなのですが。

【A】心臓の病には、たくさんのレメディーがあり得るのですが、もしそれがずっと慢性的なもので、単なる一時的なものではない場合、まず一番最初に考えられるレメディーはオーラム(金)です。金は昔から特別な地位を与えられていました。オリンピックでも、金、銀、銅ですし、貨幣もそうです。ベストなもの、という地位です。

〔オーラム〕

オーラムというレメディーは、まさに自分がベストでなければならない。ベストであって当たり前。あらゆることがちゃんとできて当たり前、それが要求されている、というある種の脅迫観念的な考えがあります。これはもちろん無意識の、ある種深い刷り込みのようなものです。

ですから非常に勤勉ですし、とても責任感が強いですし、一生懸命やる。しかし、「できて当たり前」というのは非常に苦しいことですから、とても落ち込みやすいというか、憂鬱になりやすい。絶望もしやすい。そして「高みにいなければならない」というふうな思いから、その苦しいところから解放されたいという思いが出てきます。

ですから自殺とも関係が深いレメディーです。「極度の憂鬱」。高い所から飛び降りることによって、その「高い所にいなければならない」という観念から解放される。そういう自殺の仕方をしてしまいやすいです。

そして「ベストでなければならない」という責任というのは、まさに心臓を締め付けられるような思いでもあるわけです。もちろん、心臓が締め付けられるような思いをする人は、みんなオーラムである、ということではなくて、その典型的なレメディーの一つにオーラムがあるということです。

つまりホメオパシー本来の姿としては、「心臓のレメディー」というものがあるわけではない。どういうエネルギーから出発して、それがどう循環して、心臓が締め付けられるような症状に表現されるのか、ということなので、基本的にその人がどういう人なのかということです。「けがにはアルニカ」、という言い方を、確かに私もしたりしますが、簡単に頭に入りやすいという理由と、またけがとアルニカとは特別に関係が深いので、便宜的にそういう言い方をすることは確かにあります。しかしそれであっても「けがのレメディー」というものがあるわけではないのです。

ですから、たとえばオーラムの人が百人いたらみんな全然違って見えます。すごく自信ありげに見えるオーラムの方もいらっしゃいますが、「ベストであって当たり前」というのは、あくまで「強迫観念」で、人間は誰もそんなふうにいつもベストではいられませんから、心の奥底から自信満々なオーラムの人というのは、そういるわけではありません。むしろ、自分は本来こうでなければいけないのに、実際にはそうではない、それに対してすごく罪悪感を感じる、という人が非常に多いんです。

〔アルニカ〕

それからアルニカも、血液と非常に関係が深いレメディーです。主要疾患部位として「神経、血液、血管」がありますが、血管、血液に関係することですから、当然心臓と深く関係します。

以前、ある患者さんで、かなり心臓が弱っていて、階段を上るのがとてもつらいという方がいらっしゃいました。それでも、「私は大丈夫です」とおっしゃるわけです。ちっとも大丈夫ではないのに。典型的なアルニカの方ですね。他のさまざまな症状像もぴったり合っていましたので、アルニカを処方しました。そうしますと、かなりお元気になられて、それから5年になりますが、今では「本当に」大丈夫になられています。

（7）飛行機恐怖症の場合

【Q】私の友だちなんですけど、飛行機がとても怖くて、乗っている間ずっと青ざめている感じで動けないんです。この間、アージ・ニットの説明を本人に読んでもらったら、すごく当たっている気がするんだけど、心臓がすごく苦しい気がすると言うんです。それからまた、扉を閉められると怖いと言ったり、玄関の鍵をちゃんと閉めたかどうかを何度も気にしていたりします。

【A】そうですね、アージ・ニットが特に関係するのは心臓そのものというよりも神経なのですが、案外、心臓と区別しにくいのです。特に飛行機の中でとても苦しい時は、ダイレクトに胸の辺りにきます。胸の辺りが締め付けられるような、硬くなって動けないようなそういう感じです。必ずしも心臓そのものということではなくて、神経の中心的なもの（エネルギー的な神経）というのも、やはり胸に一つの中心があるのです。ですから、そういう時には胸がすごく締め付けられます。

ですからアージ・ニットの方の場合も、飛行機で怖い時には、ほとんどの場合が胸にきます。もちろん末端に現れる症状もあります。末端の場合には、たとえば指先が白くなったり、ガタガタ震えたり、足先に血が行かないような感じがしたり、そういうこともあります。

〔アージ・ニット〕

アージ・ニットは、何らか「閉鎖」ということとすごく関係があります。「閉じる」ということですね。「エネルギー的神経管に狭窄がある」と言いましたでしょう。ある種「閉じる」ことへの恐怖。飛行機というのも、閉鎖されている空間ですよね。映画館もやはりその空間で閉鎖されています。また、玄関の鍵が気になるというのも、「閉鎖」というテーマと関係がありますね。

そういうふうに何かを狭める、限定する、閉鎖する、そういう恐怖とすごく関係があるレメディーです。ある種分断化されるんです。分断するとつながらなくなる。つながらなくなるので、とっぴな考えというか、とっぴな恐怖というか、ある種不合理な恐怖が出てきたりします。閉鎖されていない広い空間の中だったら、あらゆることが自然につながっているが、閉鎖され分断されているので、何か特定のことだけが強調されてしまい、そこで不合理で衝動的な恐怖が生まれたりします。また本来はまったく突拍子もない考えが、ある部分だけ見るともっともらしく見えるように、とっぴな考えを持ち続けていたりします。

また、そういう物質的、空間的なことだけではなくて、その方の人生の中で、何らか「閉ざされている」「閉じられている」と感じるようなことも多くあります。たとえば、結婚によって人生が閉ざされた感じがする人もいらっしゃれば、田舎から東京に出てきたのを何らかの理由で田舎に戻されてしまって、それまでせっかく開いていたものが、田舎の空間に閉じ込められてしまったという感じを持たれたりとか、何らか「閉ざされた」という感覚をどこか深いところで持っている場合が非常に多いです。

そういう閉塞的な状況を、何でもいいからとにかく打ち破りたい、破裂させたいということで、解放しようとします。それがこのレメディーの大きな特徴である、心配や緊張という閉鎖的状況における開放的症状、すなわち下痢というものに通じます。

アージ・ニットは、こういう場合の代表的なレメディーと考えて差し支えありません。その守備範囲はとても広いです。飛行機が怖い人は、たいてい胸に来るんです。ドキドキします。しかし、そのドキドキが、神経から来るのか、心臓なのか、なかなか明確に区別するのは難しいですよね。飛行機が怖い人で「アージ・ニット的な要素」を持っていないという人はむしろ珍しいと思います。そのくらい広い範囲を持っています。もちろん他の何らか違う事情の場合、またそうならざるを得ないような何か明確な理由があるということもあり得ますが、まずは、七〜八割、アージ・ニットがうまく働いてくれると考えてもそう間違いはないです。

今申し上げたのは、飛行機が怖い方の大半はアージ・ニットである、と申し上げているわけではなく、何らかアージ・ニットとの類似性がそれなりにある、という意味です。これは、専門的にやった場合の話ではなく、あくまでもセルフケアの範囲でのお話です。

〔コキュラス〕

コキュラスは前にも出てきましたが、時差ボケに対してもすばらしいレメディーです。じつは、どんなに旅行をしても、絶対に時差ボケになることがない旅行の仕方があるんです。おわかりですか？　たとえば歩いて旅行する。時差ボケになりますか？　絶対になりません。走って旅行したってなりません。自転車でもなりません。時差ボケになるというのは最近のことですよね。飛行機とかができて、地に足が着いているときのスピードとは比べ物にならないくらいのスピードで移動するからです。

先ほど、コキュラスの中心は「慣性からの逸脱」である、と申しました。コキュラスの人にとって理想的な状態とは、完全に静止している状態です。静かに横たわることによって好転し、あらゆる動きで悪化します。知覚器官、特に三半規管と深い関係にあります。

飛行機の中で座っている時、飛行機と私たちは同じスピードで移動していますから、飛行機の中では離着陸や、急激な気流の変化などを除けば、慣性を乱される外力を感じることはあまりありません。しかし、われわれの全知覚というものは、たとえ座っている姿勢であったとしても、ただ単に家の中で普通に座っているのとは違う感覚を、どこかで持っています。そうして、少しずつ徐々におかしくなります。目的地に着いてから始まるものだと思われがちですが、実はそうではないのです。

「完全静止」ではない、何か普通とは違う感じをどこかで感じています。もちろん厳密に言えば、地球は自転も公転もしていますから、われわれはある種すごいスピードで移動し続けているわけです。家の中で静かに動かなくても、「絶対静止」ではありませんが、われわれが地球上にいる以上、その自転・公転のスピードが、われわれにとって相対速度ゼロになっていて、それ以上の静止状態はありませんから、そういう意味で、「完全静止」と表現しました。

それはともかく、飛行機の中ではただ静かに移動しているような感じを受けますけれども、それでも移動している速さというものを深いところで感じています。

【Q】私も飛行機の中で書き物をした途端に気持ちが悪くなっちゃって。「何でだろう？ 動いている感覚がないのに」と思ったことがあるんですね。自分の体は正直だなとすごく思って、下を向けなくなったんですけど、三半規管がどうとか、自分の中ではいろいろと想像したのですが、それはやはり「慣性からの逸脱」ということですよね。

【A】まさにそうですね。狭い意味ではある種動いていない、でもそれはあくまでも自分と飛行機との関係においてだけなんです。他のあらゆるものに対しては、人間が慣れている地球との相対速度ゼロの状態とは全く違うスピードで動いているので、どこかで感じているということなんです。

《バランスとハーモニー》

人間は、本来完全なる存在です。完全な調和、完全なハーモニーです。すべてが自然に流れ、循環しています。分離も不調和もなく、全てが一体化し、統合しています。

しかし、その本来完全なる存在であるところの私たちが、さまざまな事情によって、「引き裂かれ」、「分離」しています。調和と統合が失われ、バランスをとるしかなくなっています。一つの調和的存在ではなく、二つに引き裂かれ、分離したもののバランスをとることぐらいしかできない、「情けない姿」になっています。

たとえば昼はオフィスですごく仕事をする。そして、それとバランスをとるように、どこかのスポーツジムに行くとか、週末にはバカンスに行くとか、そういうふうなバランスをとろうとする。それは言ってみれば、片方に重いバケツを持っているばかりでは立っていられないので、もう一方にもバケツを持つということなんです。この状態はあくまでも「バランス」であって、人間というのは何らかの「バランス」をとらざるを得ないのです。

しかし「バランス」というのは、目指すべき理想的な状態ではありません。誰でも必ずバランスはとっているんです。どんな人でもです。たとえば何かすごくイライラしている。それを暴飲暴食することによってバランスをとっている。泥棒をすることによってバランスをとっている。それもある種バランスをとっているということです。アルコールに走ることによってバランスをとる。麻薬を吸うことによってバランスをとる。またある人はスポーツをすることによってバランスをとる。勉強することによってバランスをとる人もいる。仕事をすることによってバランスをとる。人それぞれです。そうやって、誰でもバランスをとっています。

旅行会社の人に話を聞きますと、一番ひどい騒ぎ方をするのは、たいてい学校の先生か、お医者さんか、議員さんか、とにかく「先生」と言われる人たちだというんですね。先生と呼ばれる人たちは、しばしばどこかでむちゃくちゃ羽目を外すようなことを結構平気でするんです。それは普段どこかでものすごく押し殺しているものがあるので、ある極端な「真面目」という方向に押し殺していると、もう一方の極端「不真面目」の方向で、何かをしなければいられないようになってしまうということです。

目指すところは、単にバランスをとることではありません（バランスはどちらにしてもみんなとっています）。バランスの「質」を上げることと言ってもいいのですが、結局それも目指すところはハーモニーです。「バランス」と「ハーモニー」というのは、質的に大きく異なります。

ハーモニーは、バランスを必要としません。つまり分断されていないので、別個にバランスをとる必要はなくて、それ自体が一つの統合体として完全な循環をしているわけなんです。つまり、たとえば仕事にしても、何かでバランスをとらないといられないというようなことではなくて、仕事そのものの中で、すべてが上手く循環していて、何か他のことでバランスをとる必要がないということです。それ以外のことを特に必要としていない。それがハーモニーということです。調和がとれている。

極論すれば、ハーモニーの中にいれば、本来、休日も必要ありません。「仕事」と「休息」が分離していなければ、「仕事」そのものが「休息」や「癒し」にもなり、その中で完全に循環していて、ストレスが発生しないからです。うまく循環しているので、別に休日を取って休む必要がないということです。そして、気分は、「毎日が日曜日」です。

レメディーのテーマ、中心軸というのは、その軸の両極を行ったり来たりするしかないように私たちを制限しているものです。本来完全なる存在、完全なる球体が、どのような軸で切断され、分断されてしまったのか、どうしてハーモニーがバランスの状態に陥ってしまったのか、ということを教えてくれるのです。

そして自分と最も似た姿を提示されることによって、本来の自分、本当の自分に還ってゆくきっかけを与えていただけるもの、それがホメオパシーのレメディーであり、「似たものが似たものを治す」というホメオパシーの技なのです。

カシノシンは乳ガンの分泌物から作ったレメディーです。ガンは悪性の腫瘍としてその症状を表現します。しかし腫瘍はガンの肉体的表現であり、ガンの本質は、腫瘍そのものではありません。ガンの本質は、エネルギーであり、「存在のあり方」なのです。

ガンは確かに以前から恐れられていた病気ですが、現在のような「高い地位」を占めるようになったのは、二〇世紀の後半です。それまでは数世紀にわたって結核の時代でした。ホメオパシーでは、その時代に優勢な病気は、その「時代のエネルギー」の反映であると考えています。つまり、一八世紀から二〇世紀にかけての産業革命の時代は、「結核の時代」であり、それに続く二〇世紀は「ガンの時代」である、と考えられるのです。その時代のエネルギーは、あらゆるものに影響を及ぼさずにはおれません。人間の心身もその例外ではあり得ません。そして、それに対応するレメディーがホメオパシーには存在するのです。このカシノシンは、現在の「ガンの時代」を映すレメディーです。

それでは「ガンの時代」のエネルギーとは何でしょうか？　産業革命を経て、人間をとりまくあらゆる環境は大きく変化しました。人間はそれまでには考えられなかったような巨大な力を手に入れてしまいました。そしてこのことは、ありとあらゆるものに大きな変化をもたらしたのです。
その大きな影響の一つは「機械化」「効率」です。それまでは人のペースで仕事をしていたのが、機械に合わせたペースで人間が働かなければならなくなりました。機械には（人間ほどの）休養は必要ありません。それゆえに人に課せられたノルマも人間の自然のリズムに合わせたものではなく、機械的なものに変わってきました。機械のようなリズム、機械のようなスケジュール、そしてノルマ…「良い会社や仕事につくためには良い大学を出ないと。そのためには良い高校に入らないといけないし、そのためには良い中学校、良い偏差値、良い情操教育、良い塾、良い…」と。

「厳しいノルマ」による「悪しき完全主義」、それによって「深く傷ついた心」がカシノシン、すなわちガンの時代のレメディーを読み解いていく大きなカギです。ノルマという「幻想」に基づき厳しく「しつけ」ようとする親や教師、偏差値という容赦ない機械的数字、鋼鉄のように突き刺さる言葉、どこまでやっても「これなら良し」とはなりません。そのため激しやすく権威には憎しみさえ感じています。私たちには「機械的な完全」は決して達成することはできないからです。植え付けられた過剰な責任感にさいなまれ、知らず知らずのうちに深く傷ついています。そのため機械的とは対極にあるもの、すなわちロマンティックな音楽やダンス、またノルマから解放されて自由になれる旅行を切望します。また自分を決して傷つけることのない動物を溺愛するのです。そういう意味では現代のすべての人に処方しても良いくらいです。

マテリア・メディカ

「**主要疾患部位**」95パーセントのケースで、精神および全身の症状に基づいて処方される。

「**悪化要因**」海辺。うたた寝。嵐の間、嵐が近づく時、雷雨。ワクチン接種。貯蔵室、地下室。骨の折れる作業。新月。脱衣。

「**好転要因**」**夕方**。海辺。外気。仕事。骨の折れる作業。横になる、肘と膝をつけた姿勢。嵐が近づく時。自然に囲まれる。熱い飲物。満月。新月。休息。

「**精神的症状**」**極めて傷つきやすい**、多感な人、音楽に心を動かされやすい。環境に敏感、雷雨などの自然現象に敏感。**ロマンティック**。柔らかい光、ほの暗い光を好む。**潔癖**、非常に**完全主義**。家庭教育や学校教育に関して非常に厳しかった場合がほとんど。あるいは若くしてあまりに大きな責任を負ってしまった人。非難されたり注意されることに過敏で症状が悪化する。反対を受けると悪化する。**責任感が非常に強い**。本来もつ必要のないような罪の感覚。犠牲者であるという思い込み。**同情的**、他人のことを心配する。優しい。**ダンスが好き**。**動物を愛する**。嵐の時、朗らかになる。**旅行**を切望。反対を受けると悪化する。頑固。憶えが悪く引っ込み思案の子供、問題児。**落ち着きのない子供**、爆発する時は**破壊的**になる。人に従わない、両親の言う事をきかない子供。**権威を絶対認めない**。**予期・予感**から病気になる。

「**全身的症状**」一般的に**温血**の人。**バター・**脂っこいものが好き。慢性的な**不眠症**、小児期にも起こりうる。家系にガン、糖尿病、結核の傾向。親に過剰に支配された子供。長期にわたる恐怖や不幸（小児期における、無視されている、愛されていない、必要とされていないという感覚、絶望感）。

レメディーの読み方一覧

レメディーは、日本ではラテン語読みをする場合が多いが、英国を始めホメオパシーの世界では「英語なまりのラテン語読み」を使っている場合が多く、以下の読み方が唯一正しいわけではない。

正式名	読み方
Aconitum	アコナイト
Argentum Nitricum	アージ・ニット
Allium Cepa	アリウム・ケパ
Anacardium	アナカーディアム
Apis	エイピス
Arnica Montana	アルニカ
Arsenicum Album	アルセニカム
Aurum	オーラム
Belladonna	ベラドンナ
Bellis Perennis	ベリス・ペレニス
Bryonia	ブライオニア
Calcarea Carbonica	カルク・カーブ
Calcarea Phosphorica	カルク・フォス
Calendula	カレンデュラ
Cantharis	カンサリス
Carbo Vegetabilis	カーボ・ヴェジ
Carcinosinum	カシノシン
Chamomilla	カモミラ
China	チャイナ
Cimicifuga	シミシフーガ
Cocculus	コキュラス
Caulophyllum	コーロファイラム
Coffea Cruda	コフィア
Eyebright（Euphrasia）	アイブライト（ユーフラシア）
Hyoscyamus	ハイオサイマス
Hypericum	ハイペリカム
Ignatia	イグナシア
Influenzinum	インフルエンザイナム
Kali Bichromicum	カリ・ビック
Lachesis	ラケシス
Lycopodium	ライコポディウム
Natrum Muriaticum	ナット・ムール
Nux Vomica	ナックス・ヴォミカ
Mixed Pollen	ミックス・ポーレン
Phosphorus	フォスフォラス
Pulsatilla	プルサティーラ
Sepia	セピア
Silicea	シリカ
Staphysagria	スタフィサグリア
Stramonium	ストラモニウム
Sulphur	サルファー
Thuja	スーヤ

《あとがき》

本書は、二〇〇五年の秋に、ハーネマンアカデミーで行われた、「ホメオパシー入門コース」の講義内容をわかりやすく整理し、書き直したものです。話し言葉を書き言葉に改めていますが、できるだけ授業の臨場感を残してあります。

この本の目的は、ホメオパシーの本質を、できるだけわかりやすく説明することです。そこで、私もなるべくわかりやすい比喩などを用いながら、ホメオパシーの奥深さ、すばらしさが伝わるような表現を心がけました。

前半では、ホメオパシーの基本的な考え方、根底にある世界観や人間観、また現代医学や他の代替（補完）医療とは何が違うのかを説明し、後半では、ホメオパシーのレメディーの具体例や、その使い方についても少し説明しています。いわば前半が理論編、後半は実践編ということになりますが、ホメオパシーにおいては、理論と実践は一体化しています。

しかし、本書はいわゆる「実用書」ではありません。この本では、理論がいかにそのまま実践に表現され、一体化しているかを感じていただきたく、後半もそのことを主な目的にしています。

ホメオパシーの実践につきましては、続編として予定中の『ホメオパシーの実際（仮題）』において詳述したいと思っていますので、またそちらをご参照いただければと思います。

ホメオパシーのすばらしいところはたくさんありますが、ひときわ優れている点は、真に科学的・哲学的・芸術的な医療であるところです。

ありのままの事実に基づくことから始まるのが、科学です。その事実が立脚する根底を理解することが、哲学です。そしてその事実を、人間の真実の姿にまで高めていくのが、芸術です。ホメオパシーでは、その全てが融合し、統合されています。

ホメオパシーの勉強の楽しいところは、人間の勉強であり、人生の勉強であるところです。ですから、小説や評論、映画に親しむことも、「人間に通じる」ための大切な訓練であり、ホメオパシーを深く理解するためのすばらしい素材になり得ます。

とりわけ映画はすばらしい教材です。映画全体に流れる大きなテーマがあり、通常は主役がそのテーマを担っています。わずか数時間の中に、物語が凝縮され、さまざまな人がそれぞれの役割を果たしながら、一つの結末に向かってゆきます。「プリティー・ウーマン」や「ゴッド・ファーザー」「羊たちの沈黙」「シックスセンス」などの欧米の映画から「影武者」「陰陽師」などの日本映画まで、授業で取り上げた映画だけでも二十作近くあります。

『ホメオパシーの実際（仮題）』では、ホメオパシーの日常での使い方が中心になりますが、ぜひ（ホメオパシーの視点から見た）「映画の楽しみ方」についても触れたいと思ってます。

本書が刊行されるにあたっては、本当に多くの方のご縁とお力がありました。講義録をテープ起こししてくださったプロジェクトチームの皆さん、授業の一部を担当された黒澤今日子先生、起こした原稿に何度も手を入れていただいた成松香さん、檀上理恵さん、原田和道さん、久伸輔さん、川島一人さん、また常にサポートしてくれたハーネマンアカデミーのスタッフの方たち、たくさんの生徒の方たち、また長年、顧問を勤めていただき春秋社とのご縁をつないでいただいた帯津良一先生、そして大きな励ましと期待の声をかけていただいた春秋社の神田明社長、鈴木龍太郎編集長、一向に進まぬ原稿を粘り強く待っていただき励ましてくださった編集部の棟高光生さんに厚く御礼申し上げます。

そして、何よりも最後に、苦しい時も、楽しいときも、常に変わらず支えてきてくれた妻の幸和と家族に深く感謝し、本書を捧げたいと思います。

永松昌泰

平成十九年　四月

著者紹介

永松昌泰（ながまつ・まさひろ）

1958年生まれ。山口県出身。慶應義塾大学工学部を経て米国ウェスト・ヴァージニア大学、コロンビア大学、パリ大学で、哲学・文学・物理学を専攻。家業の鉄鋼業を経営するうちに金属の変容・変態と人間の変容との類似に気づく。その後、英国に渡り、ホメオパシーと出会う。世界最高水準のホメオパシー教育をめざし、1997年10月、ハーネマンアカデミーを設立。現在、学長として四年制の本格的コース、入門コースの講義を担当している。共訳書に『ホメオパシー医学哲学講義』（ジェームズ・タイラー・ケント著、松本丈二・永松昌泰訳、緑風出版）がある。日本ホメオパシー振興会主宰。http://nihon-homeopathy.net

ハーネマンアカデミー東京校　日本ホメオパシー振興会　東京事務局
〒108-0023　東京都港区芝浦4-12-35ラティス芝浦203 TEL 03-5476-9580
ハーネマンアカデミー大阪校　日本ホメオパシー振興会　大阪事務局
〒541-0041　大阪市中央区北浜2-1-23日本文化会館 9F TEL 06-6228-8118
お問い合わせ先Eメール　education@hanemann-academy.com

ホメオパシー入門

2007年5月25日　第1刷発行

著者©＝永松昌泰
発行者＝神田　明
発行所＝株式会社春秋社
〒101-0021　東京都千代田区外神田2-18-6
電話　(03)3255-9611（営業）(03)3255-9614（編集）
振替　00180-6-24861
http://www.shunjusha.co.jp/
印刷・製本＝萩原印刷株式会社
装　幀＝本田　進

ISBN978-4-393-71038-8　C0047　　Printed in Japan
定価はカバーに表示してあります